La
muerte
es un día
que vale
la pena
vivir

La muerte es un día que vale la pena vivir

Ana Claudia Quintana Arantes

Traducción de
Pilar Obón

Grijalbo

El papel utilizado para la impresión de este libro ha sido fabricado a partir de madera procedente de bosques y plantaciones gestionadas con los más altos estándares ambientales, garantizando una explotación de los recursos sostenible con el medio ambiente y beneficiosa para las personas.

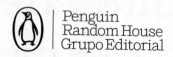

Penguin
Random House
Grupo Editorial

La muerte es un día que vale la pena vivir

Título original: *A morte é um dia que vale a pena viver*

Primera edición: junio, 2021

D. R. © 2019, Ana Claudia Quintana Arantes
Publicada mediante acuerdo con RDC Agencia Literaria S.L.

D. R. © 2021, derechos de edición mundiales en lengua castellana:
Penguin Random House Grupo Editorial, S. A. de C. V.
Blvd. Miguel de Cervantes Saavedra núm. 301, 1er piso,
colonia Granada, alcaldía Miguel Hidalgo, C. P. 11520,
Ciudad de México

penguinlibros.com

D. R. © 2021, Pilar Obón, por la traducción

ISBN: 978-607-380-295-6

Impreso en México – *Printed in Mexico*

Dedico la sabiduría de este libro a mis
más grandes maestros:
las personas de quien cuidé y a sus familiares.

CONTENIDO

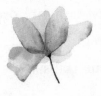

INTRODUCCIÓN

Si expresas lo que vive dentro de ti, eso te salvará.
Pero si no expresas lo que vive dentro de ti, eso te
destruirá.

JESÚS, *Evangelio de Santo Tomás*

Una invitación, una fiesta. Llego sin conocer a nadie además de la anfitriona. Por su cálida recepción, percibo que algunos invitados están interesados en saber quién soy. Se me acercan. Soy un poco tímida en esas ocasiones y me cuesta comenzar a conversar. Un instante más y el círculo se amplía: la conversación fluye. Cada uno dice quién es y lo que hace para vivir. Observo gestos y miradas. En mí brota un instinto misteriosamente provocativo. Sonrío. Por fin, alguien pregunta:

—¿Y tú? ¿En qué trabajas?

—Soy doctora.

—¿En serio? ¡Excelente! ¿Cuál es tu especialidad?

Unos segundos de duda. ¿Qué voy a responder? Puedo decir que soy geriatra y la conversación se dirigirá hacia el rumbo más obvio. Tres o cuatro dudas sobre problemas de cabello y uñas. ¿Qué recomiendo yo, con mi experiencia, para retrasar el envejecimiento? Tal vez alguna pregunta sobre un familiar que parece "esclerosado". Pero esta vez, sin embargo, quiero responder algo distinto. Quiero decir lo que hago: decir incluso que lo hago con mucho placer y que es algo con lo que me siento muy realizada. No quiero huir. Esa decisión interna me trae una inquietud y, al mismo tiempo, una agradable sensación de liberación.

—Cuido a las personas que mueren.

Sigue un silencio profundo. Hablar de la muerte en una fiesta es algo impensable. La atmósfera se pone tensa, e incluso a la distancia percibo miradas y pensamientos. Puedo escuchar la respiración de las personas que me rodean. Algunas desvían la mirada hacia el suelo, buscando un agujero donde les gustaría esconderse. Otras siguen mirándome con esa expresión de "¿Qué?", esperando que yo enmiende la frase y explique que no me expresé bien.

Ya hace un tiempo tenía ganas de hacer eso, pero me faltaba valor para enfrentar el abominable silencio que, según imaginaba, precedería a cualquier comentario. Aun así, no me arrepentí. Internamente me consolaba y me preguntaba a mí misma: "Algún día las personas escogerán hablar de la vida por ese camino. ¿Será hoy?".

Entonces, en medio del silencio que constriñe, alguien reúne el valor, se esconde detrás de una burbuja sonriente y logra hacer un comentario:

—¡Caramba! ¡Eso debe ser muy difícil!

Sonrisas forzadas, nuevo silencio. El grupo se dispersa en dos minutos. Uno se apartó para conversar con un amigo recién llegado, otro fue a buscar un trago y ya no regresó. Una tercera persona salió para ir al baño, otra simplemente se disculpó y se fue. Debe haber sido un alivio cuando me despedí y me fui antes de completar dos horas de fiesta. Yo también sentí alivio y, al mismo tiempo, pesar. ¿Llegará el día en que las personas serán capaces de desarrollar una conversación natural y transformadora sobre la muerte?

Pasaron más de quince años desde ese día en que salí del clóset. Asumí mi versión "cuido de personas que mueren" y, en contra de casi todos los pronósticos de la época, la conversación sobre la muerte está ganando espacio en la vida. ¿La prueba de eso? Estoy escribiendo este libro y hay quien cree que mucha gente lo va a leer.

QUIÉN SOY YO

Tuve una novia que veía en la forma equivocada.
Lo que ella veía no era una garza a la orilla del río.
Lo que ella veía era un río a la orilla de una garza.
Ella despreciaba las normas.
Decía que su lado oscuro era más visible que un poste.
Con ella, las cosas tenían que cambiar de comportamiento.
Y sin embargo, la joven me contó una vez que tenía
encuentros diarios con sus propias contradicciones.

MANOEL DE BARROS

Yo veo las cosas de una manera que la mayoría no se permite ver. Pero he aprovechado varias oportunidades de captar la atención de personas interesadas en cambiar de postura, de punto de vista. Algunas sólo pueden cambiar, otras lo necesitan; lo que nos une es querer hacerlo. Desear ver la vida de otra forma, seguir otro camino, pues la vida es breve y requiere de valor, sentido y significado. Y la muerte es un excelente motivo para buscar una nueva forma de ver la vida.

A través de este libro, tú y yo comenzamos una convivencia en la cual espero compartir parte de lo que he aprendido, cada día, con mi trabajo como doctora y también como ser humano que cuida de seres humanos, intensamente humanos. Hablando de frente, necesito decir que saber de la muerte de alguien no necesariamente hace que nos volvamos parte de la historia de esa persona, como tampoco asistir a la muerte de alguien es suficiente para incluirnos en el proceso. Cada uno de nosotros está presente en la propia vida y en la vida de aquellos a quienes amamos. Presentes no sólo físicamente, sino presentes con nuestro tiempo, nuestro movimiento. Sólo en esa presencia la muerte no es el final.

Casi todo el mundo piensa que la norma es huir de la realidad de la muerte. Pero la verdad es que la muerte es un puente para la vida. No practiques las normas.

POR QUÉ HAGO LO QUE HAGO

¿Quieres ser médico, hijo mío?
Es esa la aspiración de un alma generosa,
de un espíritu ávido de ciencia.
¿Has pensado bien en lo que ha de ser tu vida?

ESCULAPIO

Mientras escribo este libro, probablemente ya pasé la mitad de mi vida aquí en esta Tierra, y hace más de dos décadas que practico la medicina. Mis decisiones profesionales pueden conducir a cuestionamientos, y la medicina está entre los misterios. ¿Por qué la medicina? ¿Por qué elegí ser doctora? Una de las razones más mencionadas por quienes siguen este camino es la existencia de médicos en la familia, alguien a quien admiran, pero no, no hay ninguno en la mía. Sin embargo, siempre hubo enfermedad y sufrimiento, desde que yo era muy pequeña.

Mi abuela, a quien atribuyo el primer paso en dirección a esa elección profesional, tenía una enfermedad arterial periférica y se sometió a dos amputaciones. Perdió las piernas a causa de úlceras mortalmente dolorosas y gangrena. Expresaba sus dolores con gritos y con lágrimas. Suplicaba a Dios piedad, pidiéndole que se la llevara. A pesar de toda la limitación que la enfermedad le provocó, ella me educó y cuidó de mí.

En los peores días, recibía la visita de un médico, el doctor Aranha, cirujano vascular. Me acuerdo de él como una visión casi sobrenatural, angelical. Un hombre grande, de cabellos grises peinados hacia atrás cuidadosamente con Gumex, un poderoso fijador. Olía muy bien. Era muy alto (no sé si de hecho era alto o si así lo veía porque yo sólo tenía cinco años) y siempre se vestía de blanco. Camisa almidonada, cinturón de cuero gastado, pero la hebilla siempre brillante. Sus manos grandes y muy rojas cargaban siempre un maletín negro pequeñito. Yo acompañaba con los ojos los movimientos de aquellas manos, y deseaba ver todo lo que ocurría en el cuarto de mi abuela. Pero siempre me ordenaban que saliera. Incluso así, de cuando en cuando olvidaban la puerta entreabierta y yo presenciaba toda la consulta por la abertura. Ella le contaba sobre sus dolores, sobre sus heridas. Lloraba. Él la consolaba y tomaba sus manos. Todo el sufrimiento de ella cabía en aquellas manos enormes. Enseguida, él abría los vendajes y le explicaba a mi madre los nuevos cuidados. Dejaba la receta, pasaba la mano por mi cabeza y sonreía.

—¿Qué vas a ser cuando crezcas?

—Doctora.

LA VIDA ESTÁ HECHA DE HISTORIAS:
¿QUÉ HICE CON LA MÍA?

*Llegó el momento de aceptar de lleno la
misteriosa vida de los que un día van a morir.*

CLARICE LISPECTOR

El doctor Aranha era para mí el ser más poderoso y misterioso del mundo. Después de atender a mi abuela, siempre se quedaba un poco más. Entre cafés, galletas de tapioca y pastel de naranja, seguía con algunas conversaciones más amenas, gesticulando con sus manos inmensas ante mis pequeños ojos atentos. A la hora de salir, me besaba la frente y hacía crecer en mí el deseo de besar frentes también. Cuando se iba, dejaba un rastro de paz. Era impresionante cómo mejoraba mi abuela sólo de verlo. Mi madre volvía a sonreír, llena de esperanza en la nueva receta.

La vida seguía, pero, entre altibajos, el curso natural de la enfermedad llevó a la amputación de las piernas. La esperanza de que el dolor pasara con la amputación también acabó rápidamente: el dolor persistía. Diagnóstico aterrador para una niña: mi abuela tenía un dolor fantasma. Dolor fantasma... ¿Sería posible exorcizarla? ¿Enviar al dolor fantasma a seguir su camino evolutivo? ¿Sacarlo del purgatorio y liberarlo rumbo al cielo de los dolores? ¿O podríamos condenarlo al infierno, donde se quedaría por toda la eternidad y nunca más amedrentaría a nadie por aquí?

¿Qué hago yo, todavía viva, para combatir un dolor fantasma?

Rezar no sirvió de nada.

Amputé las piernas flacas o gordas de todas mis muñecas. Ninguna escapó al cruel destino de la semejanza. Sólo Rosinha, que había venido de fábrica con las piernas cruzadas, como un Buda, permaneció entera. Hoy todavía me pregunto: ¿la decisión de mantenernos sentados nos protege de andar y de perder las piernas en el camino? Pero Rosinha ganó algunas marcas "quirúrgicas" de bolígrafo, sólo para recordarme que, aun si yo quisiera permanecer sentada, la vida dejará sus marcas. Entonces, a los siete años, yo ya tenía una enfermería que cuidaba del dolor de las muñecas. En mi hospital, nadie tenía dolor. Entre un remedio y otro, las ponía sentaditas y les enseñaba lo que aprendía en la escuela. Mi abuela se divertía con estas representaciones y siempre preguntaba:

—¿Cambiaste de idea? ¿Vas a ser profesora?

—¡Voy a ser las dos cosas, abue! ¡Cuando se les pasa el dolor, ellas quieren aprender!

Mi abuela se reía y decía que quería ser atendida en mi hospital. Y yo prometía que cuidaría de ella y que nunca más sentiría dolor. También le preguntaba si, cuando el dolor pasara, ella iba a querer clases. Ella respondía que sí.

—¿Tú me enseñas a leer?

—¡Claro que sí, abue!

Ella sonreía. Debía hacerle gracia mi certeza de niña.

A los dieciocho años entré a la Universidad de São Paulo (USP). Al principio era difícil creer que

estaba estudiando medicina, pues las primeras disci-
plinas son muy ásperas: bioquímica, biofísica, his-
tología, embriología. De la vida humana, la muerte
sólo en las clases de anatomía. Me acuerdo muy bien
de la primera: en el inmenso salón, muchas mesas
con pedazos de gente muerta. Cadáveres. Pensé que
tendría miedo, pero eran tan diferentes y extraños
que ignoré los grititos y cuchicheos de pequeños
pavores de mis compañeras de grupo. Busqué un
rostro y encontré el cadáver de alguien que parecía
joven. Su expresión era de puro éxtasis. Comenté
con una compañera que estaba a mi lado:

—¡Mira su cara! Debe haber muerto viendo algo
lindo.

La chica se encogió de hombros y me miró como
quien mira a un extraterrestre:

—Eres muy rara.

En aquel salón, intentaba contarme a mí misma
las posibles historias de cada rostro de las "piezas"
de estudio. Cada vez más, la gente me miraba como
si yo fuera una extraterrestre, y yo seguía el curso
cada vez más "rara". Al final del tercer año, aprendí
a hacer anamnesis, término que describe el momento en que el médico entrevista al paciente. Pensé que

la guía detallada que enseñaba a los estudiantes a conversar con una persona enferma me conduciría por caminos seguros.

Craso engaño, como descubrí desde la primera vez. En un sorteo de casos en la enfermería de la clínica médica del hospital universitario, conocí al señor Antonio. El profesor ya me había dicho los principales hechos con respecto al paciente que yo entrevistaría: hombre, casado, alcohólico, tabaquismo, dos hijos, con cirrosis hepática, cáncer de hígado y hepatitis B; estaba en fase terminal. En aquel tiempo, las puertas de los cuartos tenían un pequeño cuadrado de cristal y podíamos espiar por él sin tener que abrirlas. Recuerdo que me quedé un buen tiempo ahí, ante la ventanita. El corazón casi se me salía por la boca a causa de la emoción de conversar por primera vez con un paciente de historia tan compleja. Lo que no podía imaginar era que ese encuentro desencadenaría descubrimientos, miedos, culpas y tormentas insondables dentro de mí.

Entré en el cuarto sintiendo un profundo respeto y temor. El señor Antonio estaba sentado en una silla de hierro esmaltada y descascarada, frente a la ventana, mirando para afuera. Era una imagen para asustar: muy delgado, pero con una barriga inmensa. Una gran araña de cuatro patas. Tenía la piel de color amarillo oscuro, el rostro surcado de profundas arrugas. Había hematomas en todo su cuerpo, como si lo hubieran golpeado mucho. Me recibió con un saludo de cabeza y una sonrisa educada de dientes faltantes. Me presenté y le pregunté si podíamos conversar un poco.

Él se fue hacia la cama. Con mucha dificultad subió los peldaños de la escalerita y se acostó lentamente. Comencé la penosa entrevista en busca de detalles del pasado: cuándo caminó, cuándo habló, las enfermedades de su infancia, los antecedentes familiares. La historia de la molestia actual. Su queja principal era el dolor en el abdomen, del lado derecho, muy debajo de las costillas. Dijo que su barriga era muy grande y eso dificultaba su respiración. Por las noches sentía mucho miedo y el dolor empeoraba. Y, al empeorar el dolor, el miedo aumentaba. Tenía miedo de quedarse solo, de estar solo a la hora de la muerte. Y también tenía miedo de no despertar por la mañana. Con los ojos llenos de lágrimas, dijo que merecía todo eso. Había sido un hombre muy malo en la vida y su mujer decía que Dios lo estaba castigando. Él pensaba que ella tenía razón. Y el abismo entre lo que él decía y lo que yo quería decir sólo crecía. A cada instante yo me daba cuenta, más y más, cuán imposible era decir algo ante tanto sufrimiento. Me fui quedando enroscada en un silencio inmenso y decidí que había llegado el momento de examinarlo, pero no pude continuar. No lograba tocar aquel cuerpo; en ese instante, la que tenía miedo era yo. Me vino una fantasía: si yo lo tocara, podría sentir su dolor. Al mismo tiempo, tenía miedo de causarle más dolor. Fui a buscar ayuda.

Primero intenté en la central de enfermería. La enfermera del piso casi no alzó los ojos de sus notas cuando le pregunté si podía darme más medicina para calmar el dolor del señor Antonio.

—Acaba de tomar dipirona. Tiene que esperar a que haga efecto.

—¡Pero es que todavía está con dolor! Ya pasó más de una hora desde que le dieron la medicación —respondí.

—No hay nada que hacer, a no ser esperar la próxima dosis, dentro de cinco horas —dijo ella.

—¿Pero y ahora? ¿Se va a quedar con ese dolor todo el tiempo? ¿Cómo puede ser, no hay nada que hacer?

—Querida —reviró ella, en un tono irónico—, el día en que seas doctora, vas a poder dar más medicina. Ya hablé con el médico de guardia e intenté convencerlo de sedar al paciente. El señor Antonio tiene que morirse ya.

—¿Morir? ¿Pero por qué no puede tener menos dolor antes de morir?

La enfermera bajó la mirada y su atención desapareció en medio del papeleo que tenía frente a ella. Percibí que no servía de nada insistir y fui en busca del profesor. Lo encontré en la sala de los médicos, tomando café con otros profesores. Le dije que tenía que darle un analgésico al paciente antes de seguir con el examen, pues él sentía mucho dolor. Fui reprendida; al final, ya me habían informado de que se trataba de un paciente terminal y no había nada que se pudiera hacer por él. Entonces entendí lo que era morir de una enfermedad incurable en un hospital: todo el sufrimiento del mundo en una sola persona y todas las voces terribles repitiendo, como en un eco: "No hay nada que hacer… no hay nada que hacer…".

Hasta el primer semestre del cuarto año, me topé con muchas muertes, previstas e imprevistas. Niños con enfermedades graves y muertes violentas, jóvenes con sida y cáncer, muchos ancianos consumidos por años y años de sufrimiento causado por enfermedades crónicas y debilitantes. Vi a muchos morir solos en la camilla de la puerta de urgencias. Y cada vez que eso pasaba, se fortalecía mi certeza de que ya no iba a poder continuar. Dejé la facultad a la mitad del cuarto año del curso médico.

La crisis fue grave, pues en casa enfrentaba también muchos problemas de salud con mis familiares y serias dificultades financieras. La situación doméstica me ofreció una buena disculpa para abandonar la facultad: tenía que trabajar. Sin embargo, me quedé dos meses en casa, sin salir para nada, sin saber qué iba a hacer de mi vida. Tuve una neumonía muy grave, pero me rehusé a internarme. Fue la primera vez que realmente deseé morir.

Pasada la fase más difícil, entré a trabajar en una tienda departamental. Sin embargo, cada día me sentía más ansiosa en relación con mi vocación. Tenía el llamado de la medicina, pero no sabía cómo recibirlo. El tiempo fue pasando y me fui distanciando de todo ese mundo de horrores, de las vidas abandonadas que esperaban la muerte en el hospital. Pero el llamado persistía en mi corazón y ya no pude silenciarlo más. Tal vez no tuviera talento, pero decidí que debía insistir. ¿Quién sabe si no me acostumbraría a todo aquello, como se acostumbran todos los demás?

Decidí volver a la facultad y trabajar como voluntaria en una maternidad de la periferia. Pasaba madrugadas masajeando la espalda de parturientas que aullaban de dolor y no tenían elección: en aquel tiempo, el gobierno no autorizaba el uso de anestesia para el parto normal, entonces la manera de hacerlo era sufrir. Llegué a pensar que por fin había encontrado una forma de ser doctora sin tener que lidiar con tanto sufrimiento innecesario. Yo sabía que el dolor de esas mujeres pasaría y la alegría de conocer a sus hijos daría mucho sentido a esos momentos difíciles. Como Nietzsche, yo también creía que el Hombre tolera cualquier "cómo" si tiene un "por qué".

Un año después terminé el cuarto año sin grandes sufrimientos con los pacientes vivos. El encanto vino de algo que jamás había considerado antes: adoré el curso de medicina legal. En aquel tiempo, asistíamos a las autopsias en el Servicio de Verificación de Óbitos y en el Instituto Médico Legal (IML). Teníamos reuniones anatomoclínicas en las cuales se presentaba el caso de un paciente y varios médicos discutían las hipótesis diagnósticas. Al final venía el patólogo, que exponía los hallazgos de la autopsia; estos, a su vez, aclaraban el motivo de la muerte. En el quinto año comencé a hacer guardias y mi primera etapa fue en la obstetricia. Como ya había asistido partos en otra maternidad, saqué mucho provecho. Tuve la seguridad de que era exactamente la medicina que yo amaba tanto.

Durante la facultad, cuando veía a alguien morir con grandes sufrimientos (y, en un hospital, eso sucede casi siempre), preguntaba qué se podía hacer y todos decían: nada. Yo no lo asimilaba. Ese "nada" quedaba atorado en mi pecho, llegaba a doler físicamente, ¿sabes? Casi siempre lloraba. Lloraba de rabia, de frustración, de compasión. ¿Cómo que "nada"? No me conformaba con que a los médicos no les importara tamaña incompetencia. No en relación con evitar la muerte, porque nadie vive eternamente, ¿pero por qué abandonaban al paciente y a su familia? ¿Por qué lo sedaban, dejándolo incomunicado? Había una distancia muy grande entre lo que yo necesitaba aprender y lo que aprendía.

Luego comenzaron las burlas sobre mí, la doctora que no aguantaba ver al paciente enfermo. ¿Puedes?

No, no puedes. Me escondí del mundo en el departamento de fotografía de la facultad. Atrás de la cámara nadie ve las lágrimas. Nadie percibe el corazón del fotógrafo hasta que muestra sus fotos. Desde donde yo estaba, podía distinguir cosas que los demás no veían, pero todavía era muy temprano para decir lo que era verdadero para mí. Me callé y proseguí.

En su libro *Mortales,* Atul Gawande, cirujano y escritor estadounidense, dice: "Aprendí muchas cosas en la facultad de medicina. La mortalidad no fue una de ellas". En la facultad no se habla de la muerte, sobre cómo es morir. No se discute cómo cuidar a una persona en la fase final de una enfermedad grave e incurable. Los profesores huían de mis preguntas y algunos llegaron a decir que yo debería hacer alguna especialidad que involucrara poco o ningún contacto con pacientes. Decían que yo era demasiado sensible y que no sería capaz de cuidar a nadie sin sufrir tanto como mis pacientes, o más. La graduación fue, sin duda, el tiempo más difícil de mi vida. Al final de ese periodo, escogí la geriatría. Pensé que si cuidaba de las personas más viejas, tal vez llegara a encarar la muerte de una forma más fisiológica y natural. Pero las primeras respuestas llegaron sólo cuando una enfermera me regaló el libro *Sobre la muerte y el morir,* de Elisabeth Kübler-Ross, psiquiatra suiza radicada en Estados Unidos. En él, la autora transcribe las experiencias de sus pacientes ante el fin de la vida y su deseo de acercarse a ellos para ayudarlos en sus momentos finales. Lo devoré en una noche y al día siguiente ese dolor atorado en mi pecho se alivió. Logré sonreír. Me prometí a mí misma: "Voy a saber qué hacer".

Después comenzaron las guardias en urgencias, pero yo ya tenía más autonomía para pensar y actuar. Era más fácil, pues ya comprendía el proceso de las enfermedades, sentía más tranquilidad y percibía que dar atención a los pacientes hacía que mejoraran más rápido. Me gustaba mucho conversar con ellos y saber de sus vidas más allá de sus enfermedades.

Me gusta indagar en las historias como quien busca tesoros.
Y yo siempre los encuentro.

CUIDAR DE QUIEN CUIDA

Ama a tu prójimo como a ti mismo.
JESÚS, el Cristo

Mucho antes de asumir mi destino públicamente, he vivido, a lo largo de mi historia como doctora, de una forma coherente con mi atrevido propósito: cuidar de las personas que mueren. Me gusta cuidar a las que están más conscientes de su muerte. El sufrimiento que se cierne sobre esa etapa de la vida humana clama por cuidados. Dedico mucho tiempo de mi vida a estudiar sobre cuidados paliativos. La asistencia integral, multidimensional, que la medicina puede proponer a un paciente en torno a una enfermedad grave, incurable y que amenaza la continuidad de su vida, ha sido el foco de mi trayectoria profesional. Voy más lejos: mi vida se llenó de sentido cuando descubrí qué tan importante es cuidar de otro y cuidar de uno mismo.

Pero, como todo profesional de la salud, en especial los médicos, por un buen tiempo no le di importancia a esa valiosa información. Parece que cae bien socialmente decir que no tuve tiempo de almorzar, que no tuve tiempo de dormir, que no tuve tiempo de mover el cuerpo, de reír, de llorar —que no tuve tiempo de vivir—. La dedicación al trabajo parece estar ligada a un reconocimiento social, a una forma equivocada de sentirse importante y valorado; todos a tu alrededor tienen la obligación de entender que el mundo sólo puede girar si lo estás empujando. Tres bips, dos celulares, guardias casi toda la semana. Yo estaba en problemas económicos; tenía que ayudar a mis padres y a mis hermanas con el sustento de la casa. Asistente de un equipo de oncólogos, trabajé así, incansablemente, por cinco años.

En el último año con el grupo, ya reconocida por mi estudio sobre cuidados paliativos, por mi don de empatía y mi compromiso, acompañaba a muchos pacientes en la asistencia domiciliaria indicada por mis jefes. Eran personas que ya estaban en fases muy avanzadas de cáncer; sin posibilidad de cura o control, recibían tales cuidados en casa.

Las experiencias con los equipos de *home care* variaban entre malas y pésimas, pues los profesionales involucrados no tenían idea de lo que eran los cuidados paliativos. El desgaste era insano. Hasta que llegó a mi vida un chico de veintitrés años, Marcelo, con diagnóstico de cáncer de intestino. La enfermedad, agresiva, no mostró ninguna respuesta al tratamiento oncológico. Al darle el alta hospitalaria, la madre exigió que yo fuera a dar continuidad a los cuidados en casa. Ella sabía que su hijo estaba en fase terminal y quería estar junto a él en la casa de la familia. Ese era también el deseo de él. Yo acepté, halagada.

Primera visita: dolor. Controlado en pocos días, dio paso a la somnolencia. La enfermedad se extendió al hígado; él alucinaba y gritaba de miedo. Un viernes, noche de lluvia fuerte en São Paulo, llego a la residencia y encuentro el abdomen de Marcelo deformado por las masas tumorales. Él vomita una, dos, tres veces. La sangre y las heces se mezclan en el cuarto. Hay un olor a muerte. Él grita. Cuando me ve, extiende los brazos hacia mí y sonríe. Vuelve a gritar y sus ojos reflejan el miedo —el mayor miedo que yo había presenciado—. En la sala, la madre y la abuela se amparan en mantras e inciensos. El olor es insoportable. Sangre, heces, incienso, miedo. Muerte.

Abro el maletín de emergencia que pedí para los momentos finales. Todo lo que encuentro dentro de él son ampolletas de remedios para la reanimación. Yo necesito morfina. Para él, para mí, para el mundo. Algo que pueda sedar tamaño dolor y tamaña impotencia. Pido los medicamentos al hospital, pero debemos esperar a que lleguen. La madre no quiere llevarlo allá. Le prometió a su hijo que cuidaría de todo en casa. Él suplica: "¡Ayúdame!". Espero casi cuatro horas por la morfina. La técnica de enfermería tiembla y no logra preparar la medicación. Soy yo quien la prepara, la aplica, espera, consuela. Él se adormece. La paz reina en la casa y la madre me abraza y agradece. No sé quién soy ese día. Entro en el auto, la lluvia cae torrencialmente. Lloro. Torrencialmente caen mis lágrimas, pero la lluvia apaga el sonido de mi llanto. Ella cae sobre todo. Suena el teléfono y es la técnica de enfermería: "¿Doctora

Ana? Creo que Marcelo ya terminó". Tengo que volver para hacer el certificado de defunción. ¿Sobreviviré a eso? La muerte llegó durante la paz. Vino de noche. Miro al cielo. Ya dejó de llover.

Durante la madrugada, sueño agitado. Grito en mi pesadilla, reviviendo la escena y escuchando: "¡Ayúdame!". Despierto. Voy al baño a lavarme la cara y, cuando miro al espejo, veo a Marcelo. Dios mío, estoy alucinando… ¿o será que todavía estoy soñando? Le hablo a mi terapeuta, le pido socorro, lloro, suplico: "¡No aguanto más! ¡Ya no quiero ver a ningún paciente! ¡Ya no quiero ser doctora!".

Me aparté por cuarenta y dos días. Sin celular, sin bip. Regresé y pedí mi dimisión. Poco a poco, la vida fue volviendo a la normalidad. Muchos cafés, muchos tés, muchas conversaciones, especialmente con Cris, mi terapeuta en aquella época. Fui encontrando explicaciones para lo que me había sucedido: fatiga de compasión. Hizo mi diagnóstico retroactivo en relación con la muerte de Marcelo: estrés postraumático secundario. Agudo, intenso. La fatiga de compasión o estrés postraumático secundario ocurre sobre todo a los profesionales de la salud o voluntarios que tienen a la empatía como principal herramienta de ayuda. Personas que lidian con tanto sufrimiento que acaban por incorporar un dolor que no les pertenece. Y ahí estaba yo, viviendo el mayor dolor de mi carrera, resultado de mi mejor don: la empatía. ¿Ironía? ¿Y ahora? Muchas preguntas seguían estando sin respuesta. Y la más dolorosa era: ¿cómo lidio con el dolor de otro sin tomarlo para mí?

En la terapia encontré más abismos que puentes. Muchas veces me sentí sin horizonte alguno, temiendo la altura de todos esos peñascos. Para donde volteara siempre había un desafío, una batalla. ¿Y ahora? ¿Para qué todo eso?

1° de marzo de 2006

Un día tenso. Llego al hospital antes de las siete y cuatro pacientes internados en el piso ya esperan mi visita. No tuve tiempo de conversar con el médico que pasó la víspera y estoy atrasada. Es impresionante cómo alguien que se levanta exhausta de la cama logra estar ya atrasada a las siete de la mañana. Necesito leer los expedientes y entender lo que ocurrió en las últimas veinticuatro horas. La letra de mi colega no ayuda. Quedo muy irritada. Me duele el estómago. Pienso que debería dejar de tomar tanto café.

Entro en el primer cuarto: mujer, treinta y nueve años, divorciada. Un hijo adolescente duerme todavía profundamente en el sillón del acompañante. La mujer gime. Tiene un cáncer metastásico de pulmón. No fumaba. El dolor sigue siendo muy intenso, a pesar de utilizar una bomba de morfina desde hace tres días. Es difícil encontrar la dosis ideal del analgésico, pues ella es muy sensible a los efectos colaterales. Por un instante, miro la escena desde un nuevo punto de vista. Tengo un susto inmenso, siento el corazón en una palpitación muy incómoda. ¿Yo, de nuevo con palpitaciones? ¿Tendré arritmia? Debe ser por tanto café. Las fallas en los latidos me asustan. Observo de nuevo y reconozco a la paciente. Dios mío, ¿estoy alucinando? Pienso que debería dejar de tomar medicamentos para dormir, aunque sea un simple antialérgico... Está comenzando a volverse rutina: insomnio casi toda la noche. En realidad, paso cuatro noches en vela y la quinta, agotada, caigo en un sueño profundo. De ahí despierto cerca de las tres de la mañana y ya no me duermo. Taquicardia. Hay algo malo con mi corazón. Debe ser el café.

¿Habrá otro modo de salvarse además de crear las
propias realidades?

CLARICE LISPECTOR

6 de marzo de 2006

Repensando la terapia. Nada tiene mucho sentido. Palpitaciones. De nuevo. Necesito respirar. Parece que no me muevo de lugar, aunque no logre parar en absoluto. Estoy cansada de hablar sólo de los problemas. Hace casi tres meses que intento meditar, pero el resultado es cero. Todos mis resultados son iguales a cero. El mundo es gris desde hace algún tiempo, pero estoy viviendo en modo operativo. Son las cuatro de la mañana y sólo estoy haciendo equilibrios. Me duele el estómago. Me adormezco. ¡Qué bueno es dormir! Casi diez minutos y suena el celular: "¿Doctora Ana? El señor Fulano llegó aquí a Urgencias. La familia quiere saber a qué hora vendrá usted a evaluarlo". Miro el reloj: seis y media de la mañana. Voy para allá, voy para allá.

Estoy yendo al pantano. Hoy tengo un nuevo dolor: lumbar. Pulsa, casi no logro quedarme sentada. Tengo que caminar. La vida está ordenando: "¡Camina!".

8 de marzo de 2006

"¡Hola, Anita, hija mía! Vas a venir a la celebración del Día de la Mujer, ¿verdad, mi amor?".

Era el Día de la Mujer, pero la conmemoración en la Asociación Paulista de Medicina se llevaría a cabo dos días después. Quería tanto saber decir: "No, mi querida, no voy, de ninguna manera". Pero no sé. Y respondo que sí. Claro que voy. Será entre semana, en un día en el cual voy a necesitar un clon para hacer todo lo que prometí que haría. Las palpitaciones han aumentado. Sólo de pensar en lo que estoy pensando en hacer, el corazón parece que se me va a salir por la boca. El estómago hierve como un volcán. La espalda pulsa. Tengo tanta molestia física que me distraigo de los pesares del alma. Voy a dejar la terapia. Es muy cara y yo estoy llena de deudas. Sigo ayudando a la familia, no pude rehusarme. No me rehúso a nada, siempre estoy muy disponible para ayudar. Y ayudo.

9 de marzo de 2006

Visita médica. La mujer de treinta y nueve años agoniza. Está en proceso activo de muerte. El ex-marido viene a visitarla. Converso con él en el pasillo del hospital. El sufrimiento está por terminar. El hijo permanece sentado en el sillón de la sala de espera, mirando al suelo abismal bajo sus pies. El tenis rasgado. Una pequeña poza de lágrimas al lado de cada agujeta desamarrada. La escena duele tanto dentro de mi pecho que llego a tambalearme. El estómago sigue doliendo. Debe ser el café, que tengo que dejar. Debe ser la terapia, que es muy cara. Deben ser mis deudas, que no logro pagar. Sí, debe ser el insomnio. Hay algo malo con mi corazón.

10 de marzo de 2006

Voy a la celebración del Día de la Mujer en la Asociación Paulista de Medicina. Muchos mensajes en el celular de personas que me admiran y me felicitan. La mujer es capaz de desdoblarse, pero yo estoy encorvada. La espalda me duele como nunca hoy.

Le prometí a Iraci, la persona que organiza los eventos, que asistiría, no puedo decepcionarla. No puedo decepcionar al mundo entero. Ya organicé un programa ideal para la hora de más tráfico en la ciudad: estar en medio de la hora de más tráfico en la ciudad.

Llego un poco retrasada, pero el evento también lo está. No encuentro lugar para sentarme, me quedo en un rincón de la escalera de acceso lateral. Mi espalda lumbar se va a trabar hoy —es el pensamiento que no sale de mi cabeza—. Terminan los homenajes, mis pensamientos divagan. Comienza la presentación de gala de esta noche: "Gandhi, un líder servidor".

El actor es genial. ¿Cómo puede alguien transformarse tanto al interpretar un papel? Me quedo divagando sobre los papeles que estoy desempeñando y cómo me han salido mal. No soy buena madre, no soy buena esposa. Me he esforzado mucho para ser buena doctora, pero comienzo a dudar de lo que hago. Conversar con los amigos que tengo hoy me irrita, pues todos tienen las mismas quejas desde hace años. ¿Por qué las personas no cambian? ¿Por qué yo no cambio? ¿De vida, de cabello, de país, de planeta? Exhausta, siento el dolor fuerte en la espalda, pero no me muevo. Merezco la compañía de ese dolor.

"Una madre llevó a su hijo ante Mahatma Gandhi y le imploró:

—Por favor, Mahatma, dile a mi hijo que ya no coma azúcar...

Después de una pausa, Gandhi le pidió a la madre:

—Trae a tu hijo de regreso dentro de dos semanas.

Dos semanas después, ella volvió con el hijo.

Gandhi miró bien al fondo de los ojos del muchacho y le dijo:

—No comas azúcar...

Agradecida, aunque perpleja, la mujer preguntó:

¿Por qué me pediste dos semanas? ¡Le podías haber dicho lo mismo antes!

Y Gandhi le respondió:

—Hace dos semanas, yo estaba comiendo azúcar."

La pequeña obra termina y no logro aplaudir. Me quedo de pie, mirando a Gandhi con el alma desnuda. Una epifanía; definitivamente, una epifanía. En pocos instantes comprendí lo que sería el gran paso de mi carrera, de mi vida. Ese día me di cuenta de que había llegado la mayor respuesta que buscaba: todo el trabajo de cuidar de las personas en su integridad humana sólo podría tener sentido si, en primer lugar, yo me dedicara a cuidar de mí misma y de mi vida. Recordé mis tiempos de creyente. Recordé una importante enseñanza de Jesús: "Ama a tu prójimo como a ti mismo". Y llegué a la conclusión de que todo lo que estaba haciendo por mis pacientes, por mi familia, por mis amigos, era una inmensa, enorme, pesada e insoportable hipocresía. Ese día me vi invadida por una fortaleza y una paz que jamás imaginé que existieran dentro de mí. Desde ese día en adelante, tendría la certeza de tener los pies en mi camino: puedo cuidar del sufrimiento ajeno porque estoy cuidando del mío.

CUIDADOS PALIATIVOS: ¿QUÉ SON?

Los cuidados paliativos consisten en la asistencia, promovida por un equipo multidisciplinario, cuyo objetivo es mejorar la calidad de vida del paciente y de sus familiares ante una enfermedad que amenace la vida, por medio de la prevención y del alivio del sufrimiento, de la identificación precoz, la evaluación impecable y el tratamiento del dolor y del resto de los síntomas físicos, sociales, psicológicos y espirituales.

ORGANIZACIÓN MUNDIAL
DE LA SALUD, 2002

El sufrimiento de percibir nuestra mortalidad no comienza solamente en el proceso de morir. Ese temor está presente ya en la posibilidad de un diagnóstico, cuando estamos aún esperando recibir el resultado de un estudio, por ejemplo. El recorrido entre la certeza del diagnóstico de una enfermedad grave, que amenaza la continuidad de la vida, y la muerte, está acompañado de sufrimiento. Siendo la enfermedad una interpretación de un conjunto de signos y síntomas asociados a exámenes de laboratorio o de imagen, entiendo que puede ser algo común a muchos individuos, hasta con resultados casi idénticos. Existen miles de personas con cáncer.

Pero el sufrimiento es algo absoluto, único. Totalmente individual. Podemos ver las enfermedades repetirse en nuestro día a día como profesionales de la salud, pero el sufrimiento nunca se repite. Incluso si el tratamiento ofrece un alivio para el dolor, la experiencia del dolor pasa por mecanismos propios de expresión, percepción y comportamiento. Cada dolor es único. Cada ser humano es único. Incluso en gemelos idénticos, con el mismo ADN, vemos expresiones de sufrimiento absolutamente diferentes.

Ante el diagnóstico de una enfermedad grave, las personas entran en sufrimiento desde el diagnóstico. La muerte anunciada trae la posibilidad de un encuentro veloz con el sentido de la vida, pero trae también la angustia de quizá no tener el tiempo suficiente para vivenciar ese encuentro. Entonces, los cuidados paliativos no sólo ofrecen la posibilidad de suspender tratamientos considerados inútiles, sino también la realidad tangible de ampliación de la asistencia brindada por un equipo que puede cuidar de los sufrimientos físicos, de los síntomas de la progresión de la enfermedad o de las secuelas de procedimientos agresivos que fueron necesarios en el tratamiento o en el control de la enfermedad grave e incurable. El sufrimiento emocional es muy intenso. En él, el enfermo toma conciencia de su mortalidad. Y esa conciencia lo lleva a la búsqueda del sentido de su existencia.

Siempre digo que la medicina es fácil. Llega hasta a ser demasiado simple ante la complejidad del mundo de la psicología. En la exploración física, puedo evaluar casi todos los órganos internos de un paciente. Con algunos exámenes de laboratorio y de imagen, puedo deducir con mucha precisión el funcionamiento de los sistemas vitales. Pero, observando a un ser humano, sea quien sea, no logro saber dónde está su paz. O cuánta culpa corre por sus venas, junto con su colesterol. O cuánto miedo hay en sus pensamientos, o incluso si está intoxicado de soledad y abandono.

Ante una enfermedad grave y de camino inexorable hacia la muerte, la familia también enferma. El contexto de desintegración o de fortalecimiento de los lazos afectivos permea, muchas veces, fases difíciles de la enfermedad física de uno de sus miembros. Al depender del espacio que esa persona enferma ocupa en la familia, tenemos momentos de gran fragilidad de todos los que están vinculados por lazos afectivos, buenos o malos, fáciles o difíciles, de amor o de tolerancia, incluso de odio. Las consecuencias de la experiencia de la enfermedad alcanzan a todos, y la red de apoyo que el paciente posee puede ayudar o dificultar ese momento de la vida.

Y todavía tenemos la dimensión espiritual del ser humano que enferma. En general, en ese momento de clara conciencia de la finitud, esa dimensión cobra una voz que nunca tuvo antes. Existe ahí un gran riesgo: que la dimensión espiritual mal estructurada, construida sobre relaciones de costo y beneficio con Dios o con lo Sagrado, caiga en ruinas ante la constatación de que nada va a aplazar el Gran Encuentro, el Fin, la Muerte. Muchas veces, el dolor más grande es el de sentirse abandonado por un Dios que no se sometió a nuestra voluntad y simplemente desapareció de nuestra vida en un momento tan difícil y de tanto sufrimiento.

Los cuidados paliativos pueden ser útiles en cualquier fase de la enfermedad, pero su necesidad y su valor quedan mucho más claros cuando la progresión alcanza niveles elevados de sufrimiento físico y la medicina ya no tiene nada que ofrecer. Se cierra, así, el pronóstico, y se anuncia la proximidad de la muerte. Los médicos profetizan: "Ya no hay nada que hacer". Pero yo descubrí que eso no es verdad. Puede no haber tratamientos disponibles para la enfermedad, pero hay mucho más que hacer por la *persona* que padece la enfermedad.

Mi búsqueda del conocimiento con respecto a cómo cuidar a las personas con enfermedades graves e incurables, en todas sus dimensiones, especialmente cuando se aproximan al final de la vida, siempre fue el fruto de mucho empeño y obstinación (hoy no me dicen que soy obstinada, soy "determinada"). La obstinación o la determinación hablan de la misma energía, pero son identificadas solamente al final de la historia. Si me equivoco, era obstinación. Si acierto, era determinación.

Movida por esa energía, me encontré muchas veces con más preguntas que respuestas. Veo la importancia de mi trabajo para los pacientes que necesitan esos cuidados. No puedo clasificar como buena o mala la opción de encaminarse a cuidados paliativos, pero la veo como absolutamente necesaria para hacer viable una buena calidad de vida en la finitud humana. Si un día fuéramos diagnosticados con una enfermedad terminal, lo único de lo que podemos estar seguros es: nos aguarda un sufrimiento insoportable. Tener a alguien a quien le importe nuestro sufrimiento al final de la vida es una de esas cosas que traen mucha paz y consuelo a quien está muriendo y a sus familiares.

Trabajar con la muerte forma parte de mi profesión de doctora en la mayor parte de mis días. Pienso que todo médico debería ser preparado para no abandonar nunca a su *paciente*, pero en la facultad sólo aprendemos a no abandonar su *enfermedad*. Cuando ya no hay más tratamientos para la enfermedad, es como si no tuviéramos más motivos para estar al lado del paciente. El tiempo en que la enfermedad se vuelve incurable nos trae una horrible sensación de impotencia, de incapacidad. El médico que fue entrenado bajo el ilusorio concepto de tener poder sobre la muerte está condenado a sentirse fracasado en varios momentos de su carrera. La infelicidad es una presencia constante en la vida del médico que sólo aprendió sobre enfermedades. Pero ese médico que busca el conocimiento sobre "cuidar" con el mismo empeño y dedicación que pone en "curar", es un ser humano en permanente realización.

No cuido de la muerte en catástrofes o en atención de emergencia. Observo a mis pacientes uno por uno, en el día a día de la trayectoria de sus padecimientos. Como soy geriatra, muchas veces tengo la oportunidad de ser la doctora que cuida de ellos desde el inicio de la jornada del envejecimiento, y eso es para mí un tremendo privilegio. Como los acompaño y los veo como seres humanos únicos, que vivencian su sufrimiento de manera única, no puedo soltar la preparación que esa clase de cuidados exige. Es preciso prepararme siempre. La dedicación a mi formación técnico-científica continuada, mi humanidad y el autocuidado deben estar en perfecta armonía. Sin ese equilibrio, es imposible dar lo mejor en lo que hago. Necesito ofrecer lo mejor de mi conocimiento técnico junto con lo mejor que tengo dentro de mí como ser humano. Jamás podré decir que alcancé el grado máximo de mi humanidad, pero sé el tamaño de ese compromiso que firmé conmigo misma para desarrollar esa mirada atenta y rara todos los días. Y es eso lo que me permite dormir en paz todas las noches.

La parte técnica del saber médico, es decir, la habilidad de evaluar historias clínicas, elegir remedios e interpretar estudios, exige cierto esfuerzo, pero con el tiempo se va haciendo más fácil. Pero la capacidad de mirar a los ojos de las personas a las que cuido y de sus familiares, reconociendo la importancia del sufrimiento involucrado en cada historia de vida, nunca puede suceder en el espacio virtual de manera automática. Debo mantener una atención plena en cada gesto y ser muy cuidadosa con mis palabras, con mi mirada, con mis actitudes y, principalmente, con mis pensamientos. Todos serán absolutamente transparentes ante una persona que está cerca de la muerte.

Es impresionante cómo todos adquieren una verdadera "antena" que capta la verdad cuando se aproximan a la muerte y experimentan el sufrimiento de la finitud. Parecen oráculos. Saben todo lo que realmente importa en esta vida con una lucidez increíble. Como tienen un acceso directo a su propia esencia, desarrollan la capacidad de ver la esencia de las personas a su alrededor. No hay fracaso ante las enfermedades terminales: es preciso tener respeto por la grandeza del ser humano que enfrenta su propia muerte. El verdadero héroe no es aquel que quiere huir del encuentro con su muerte, sino aquel que la reconoce como su mayor sabiduría. Hoy, en los principios del siglo XXI, más de un millón de brasileños muere cada año, la mayoría con gran sufrimiento. De ellos, cerca de ochocientos mil fallecen de muerte anunciada, es decir, de cáncer, enfermedades crónico-degenerativas. De cada diez personas que estén leyendo estas líneas, nueve tendrán la oportunidad de percibir su finitud de manera concreta por medio de la experiencia de convivir con una enfermedad grave en la vida. Un día seremos parte de esa estadística, y lo más doloroso es que nuestros seres amados también.

Una investigación realizada en 2010 por la publicación británica *The Economist* evaluó la calidad de muerte en cuarenta países. Brasil quedó en tercer lugar como el peor país del mundo para morir. Estuvimos al frente (por muy poco) de Uganda y de la India. La calidad de muerte fue evaluada mediante índices como disponibilidad de acceso a cuidados paliativos, formación en el área para los profesionales de la salud que se gradúan, número de camas de cuidados paliativos disponibles, etcétera. En 2015 se repitió la investigación incluyendo a otros países y quedamos en el lugar cuarenta y dos entre las ochenta y tres naciones evaluadas. Y Uganda nos sobrepasó. Me hace feliz saber de los méritos de los inmensos esfuerzos del equipo de Uganda, al que conozco personalmente, pero me entristece ver la dificultad de mi país para establecer metas compatibles con nuestras necesidades. Eso me demuestra, de manera dolorosamente clara, que nuestra sociedad no está preparada y que nuestros médicos, como parte de esta sociedad miserable y en búsqueda activa por la ignorancia de la realidad de la propia muerte, no están preparados para conducir el proceso de morir de sus pacientes, el fin natural de la vida humana.

Durante ese proceso, el dolor y muchos otros sufrimientos físicos estarán ahí para decirnos: "Hola, aquí estamos y haremos lo posible para que vivencies tu morir". Entonces, cuando hablo de sentir dolor, me refiero a: lo que el dolor nos dice, lo que el sufrimiento tiene que decirnos antes de que nos vayamos, lo que él nos cuenta con respecto a la vida que vivimos. Sin embargo, sólo conseguiremos pensar en el sentido de la vida si el dolor pasa. Mi papel como doctora es tratar el sufrimiento físico con todos los recursos disponibles. Si pasa la falta de aire, si pasa cualquier molestia física intensa, habrá tiempo y espacio para que la vida se manifieste. Muchas veces, ante el alivio del sufrimiento físico, lo que aparece enseguida es la expresión de otros sufrimientos, como el emocional y el espiritual. La familia queda aliviada al percibir el consuelo físico, pero entonces surge la necesidad de hablar sobre lo que falta en la vida. Ya vendrá el momento de pensar en los famosos "pendientes", de los cuales hablaremos más adelante.

Pero para que suceda ese alivio físico, necesitaremos médicos que sepan cuidar de eso. Porque no es cuestión de dar palmadas en la mano. No es cuestión de sufrir juntos y rezar. Se necesitarán intervenciones bastante claras y específicas para aliviar el sufrimiento físico, lo que involucra mucho conocimiento técnico sobre el control de los síntomas. Y ese conocimiento falta en prácticamente todas las facultades de medicina de nuestro país. Trabajé en una unidad de cuidados paliativos, exclusiva del Hospital de las Clínicas de la Facultad de Medicina de la USP (HCFMUSP) en São Paulo, donde recibía a personas enviadas por el hospital con la perspectiva real de morir en breve, en un corto espacio de tiempo. Y ese "en breve" era realmente muy breve. Desde el momento en que yo acogía al paciente y decía "Bienvenido" pasaban en promedio quince días hasta que firmaba el certificado de defunción. Algunos de ellos se quedaban horas bajo mis cuidados, otros se quedaban meses, pero el promedio eran quince días. Poquísimo tiempo para que ese cuerpo se sintiera cómodo para conducir la existencia humana, muchas veces en busca de su sentido y significado, hasta el momento final.

Cuando logramos controlar los síntomas físicos, esa vida, la que se consideraba perdida, vuelve a comenzar. El desafío del médico es acertar en la evaluación y el tratamiento de la dimensión física sin sedar al paciente. Por desgracia, en Brasil, todo el mundo piensa que dar cuidados paliativos es sedar al paciente y esperar a que llegue la muerte. Muchos piensan que es apoyar la eutanasia o acelerar la muerte, pero ese es un inmenso engaño. Yo no hago eutanasia, y nadie que yo conozca que haya recibido formación consistente en cuidados paliativos la pregona o la practica. Acepto la muerte como parte de la vida y tomo todas las providencias y medidas para ofrecer a mi paciente la salud, definida aquí como el bienestar resultante del consuelo físico, emocional, familiar, social y espiritual. Creo que la vida vivida con dignidad, sentido y valor en todas sus dimensiones, puede aceptar la muerte como parte del tiempo vivido así, pleno de sentido. Creo que la muerte puede llegar en el momento correcto y así será conocida como ortotanasia. Pero soy aún más ambiciosa en la práctica de los cuidados paliativos y busco proporcionar y presenciar la kalotanasia: la muerte "bella".

En mi práctica, sea en el Hospital Israelí Albert Einstein, en São Paulo, donde también atiendo, o en el Hospicio, la unidad de cuidados paliativos exclusivos del HCFMUSP, siempre observo el índice de sedación paliativa de los pacientes a quienes cuido.

En mi "galaxia de cuidados", sólo necesitamos sedar al 3% de los pacientes. En mi pequeño mundo de asistencia a la kalotanasia, 97% de las personas mueren en lo mejor de su comodidad, en los momentos más bellos e intensos que una escena del cine. No hay director de escena, no hay actor, no hay guion, no hay ensayos. Las personas lo hacen de primera intención, porque para morir no necesitan ensayar. Entonces sale esa escena linda y emocionante, que le da todo el sentido a la historia de la vida de ese ser humano. Las personas mueren como vivieron. Si nunca vivieron con sentido, difícilmente tendrán oportunidad de vivir la muerte con sentido.

El proceso de morir puede ser muy doloroso para la mayoría de las personas, principalmente a causa de la falta de conocimiento y habilidad de los profesionales de la salud al conducir ese momento sagrado de la vida humana. En ese proceso, cuando tenemos a nuestra disposición un equipo de salud hábil para conducir los cuidados en el tiempo que nos queda, aunque sea poco, entonces tendremos la oportunidad increíble de salir de esta existencia por la puerta del frente, con honores y glorias dignos de grandes héroes, reyes y reinas de la propia vida.

Por desgracia, esto todavía está lejos de ser una condición disponible para todos los brasileños, ni todos los médicos que trabajan con pacientes terminales saben cuidar de pacientes terminales. La mayoría dice que todo el mundo sabe dar cuidados paliativos, que sólo es cuestión de sentido común. ¡El problema es que no todo el mundo tiene sentido común, aunque todos piensen tenerlo! Nunca tuve noticia de alguien que haya buscado a un psicólogo diciendo: "Vine a tratarme porque no tengo sentido común". La sociedad necesita entender que los cuidados paliativos deben ser aprendidos y ayudar a los médicos y profesionales de la salud a aprender. Es un conocimiento de alta complejidad, de alto desempeño y, principalmente, de altísima realización. Realización profesional y humana.

Cuidados paliativos es tratar y escuchar al paciente y a la familia, y decir "sí, siempre hay algo que se puede hacer" de la forma más sublime y amorosa que puede existir. Es un avance de la medicina.

Mensaje de agradecimiento dejado por una hija que acompañó la muerte de su padre.

EMPATÍA O COMPASIÓN

No me dejes rezar por la protección contra los peligros, sino por la valentía de enfrentarlos.

No me dejes implorar por el alivio del dolor, sino por el coraje de vencerlo.

No me dejes buscar aliados en la batalla de la vida, sino mi propia fuerza.

No me dejes suplicar con temor aprensivo para estar a salvo, sino esperar con paciencia para merecer la libertad.

No me permitas ser cobarde, sintiendo tu clemencia sólo en mi éxito, sino déjame sentir la fuerza de tu mano cuando caiga.

RABINDRANATH TAGORE

Estar presente al lado de alguien que necesita cuidados paliativos no es vivir por el otro lo que a él le corresponde. La habilidad de la persona que tiene que estar al lado de quien sufre, de quien está muriendo, es un don, un talento que se llama empatía. La empatía es la capacidad de colocarse en el lugar del otro. Paradójicamente, al mismo tiempo que puede ser la habilidad más importante para un profesional de la salud que quiere trabajar con cuidados paliativos, también puede ser el factor de mayor riesgo para que él se vuelva incapaz de cuidar.

La empatía tiene su peligro; la compasión no. La compasión va más allá de la capacidad de ponerse en el lugar del otro: nos permite comprender el sentimiento del otro sin que seamos contaminados por él. La compasión nos protege de ese riesgo. La empatía puede acabar, pero la compasión nunca tiene fin. En la empatía, a veces ciega de sí misma, podemos ir hacia el sufrimiento del otro y olvidarnos de nosotros mismos. En la compasión, para ir al encuentro del otro, tenemos que saber quiénes somos y de lo que somos capaces.

Intentaré explicar el riesgo de la empatía ciega: supón que tienes combustible en tu auto para rodar cien kilómetros. Si recorres cien, no volverás a casa. Tan simple como eso. Si tienes la capacidad de ponerte en el lugar del otro, pero desconoces su anatomía, corres el riesgo de entrar en el lugar de él y jamás volver al tuyo. Habrás andado de más sin tener idea de cuánto podías andar. Entonces, el primer paso para quien desea involucrarse con los cuidados paliativos es conocerse. Saber de qué eres capaz, lo que estás dispuesto a hacer. Si esa persona desea ser capaz y eso significa sobrepasar los propios límites, entonces tendrá que construir en ese recorrido "paradas" para reabastecerse, tomar un refresco, un té, un café, llenar el tanque, hacer pipí, tomar un baño, encontrar a un amigo, a alguien que entienda, que acoja, para poder continuar su camino hacia el otro, siendo que ese otro buscará en ella más de lo que ella podrá dar. Entonces, está bien pasarse del límite.

A veces no tenemos elección. A veces, es la persona que amamos la que está muriendo y nos pasaremos de nuestro límite. Sólo que, para ser capaces de estar presentes, primero tenemos que estar atentos a nosotros mismos. El acto de cuidar de alguien que está muriendo sin la responsabilidad del autocuidado es, a mi modo de ver, una clara y absoluta expresión de hipocresía. Hipocresía total. Quien cuida de otro y no cuida de sí mismo acaba lleno de basura. Basura de malos cuidados físicos, emocionales y espirituales. Y la basura no sirve para cuidar bien de nadie. Así de fácil. Muchas veces escucho relatos como este: "Yo cuido a mi madre, cuido a mi padre, cuido a mi hermana, cuido a mi marido, cuido a mis hijos. No tengo tiempo para cuidar de mí". Y ahí yo digo: "¡No le cuentes eso a nadie, entonces! Es un insulto. Para mí, es como evacuar en tus pantalones. Tú no llegas contando: '¡Me hice popó en los pantalones!'. Es una humillación. Una irresponsabilidad. Y cuando afirmas que la vida de otro vale más que la tuya, estás mintiendo: la vida del otro vale para que tú te valores. Para que digas: '¡Sólo mira qué buena soy! ¡Me mato para cuidar de la vida de los demás!'".

Eso no sólo ocurre con las personas comunes, también sucede entre profesionales de la salud que trabajan con eso. Que también se creen buenos, pero no se cuidan. La empatía permite que nos pongamos en el lugar del otro y sintamos su dolor, su sufrimiento. La compasión nos lleva a comprender el sufrimiento del otro y a transformarlo. Por eso debemos ir más allá de la empatía. Todos necesitamos personas capaces de entender nuestro dolor y de ayudarnos a transformar nuestro sufrimiento en algo que tenga sentido.

MIEDO A LA MUERTE,
MIEDO A LA VIDA

No le tengo miedo a la muerte,
pero sí tengo miedo de morir,
la muerte es después de mí,
pero quien va a morir soy yo
mi acto postrero
y yo tendré que estar presente
así como un presidente
dando paso a su sucesor
tendré que morir viviendo
sabiendo que ya me voy.

GILBERTO GIL

Mucha gente dice tener miedo a la muerte. Y yo me espanto cuando veo cómo viven: beben más de la cuenta, fuman más de la cuenta, trabajan más de la cuenta, reclaman más de la cuenta, sufren más de la cuenta. Y viven de una manera insuficiente. Me gusta provocar diciendo que son personas valientes. Tienen miedo de la muerte y se apresuran locamente a su encuentro.

Quien dice tener miedo a la muerte debería tener un miedo más responsable. Quién sabe si podríamos decir que deberían tenerle respeto. El miedo no salva a nadie del fin, tampoco el coraje. Pero el respeto por la muerte trae equilibrio y armonía en las decisiones. No trae inmortalidad física, pero posibilita la experiencia consciente de una vida que vale la pena de ser vivida, aunque tenga sufrimientos aliviados, tristezas superadas por las alegrías, tiempo de beber para celebrar, de fumar para reflexionar, de trabajar para realizarse. Pero todo en buena medida, en la medida leve.

Podemos intentar creer que engañamos a la muerte, pero somos demasiado ignorantes para tal efecto. No morimos solamente el día de nuestra muerte. Morimos cada día que vivimos, conscientes o no de que estamos vivos. Pero morimos más aprisa cada día que vivimos privados de esa conciencia. Moriremos antes de la muerte cuando nos abandonemos. Moriremos después de la muerte cuando nos olviden.

CONVERSACIONES SOBRE LA MUERTE

*Tenemos que aceptar nuestra existencia en todo
su alcance; todo, incluso lo inaudito, tiene que ser
posible en ella. En el fondo, esta es la única
muestra de coraje que se nos exige: ser valientes
ante lo que es más extraño, más maravilloso y
más inexplicable entre todo aquello con lo que
nos encontramos.*

RAINER MARIA RILKE

Conversar sobre la muerte, dejar que surjan reflexiones sobre el sentido de morir, entregarse a los sobresaltos de sentimientos difíciles. Respetaré tus silencios durante mi escritura. Son necesarios para las reflexiones que me gustaría que nacieran dentro de ti. En algunos momentos será directa y mis palabras pueden herir tus ojos. Y cerrarás el libro. Pero sé que volverás, y seguiremos el camino donde lo dejamos, o tal vez retrocederemos una o dos esquinas (o páginas).

Todos vamos a morir algún día. Pero, durante nuestra existencia, nos preparamos para las posibilidades que la vida puede proporcionar. Soñamos con nuestro futuro y vamos a la lucha. Sueños tan humanos como tener una carrera, una familia, un amor o varios, hijos, casa propia, viajes, ser alguien en nuestra vida o en la vida de alguien más. Buscamos orientación solamente para las cosas más inciertas. ¿Quién garantiza que tendremos éxito en nuestra carrera? ¿Quién garantiza que encontraremos al amor de nuestra vida? ¿Quién garantiza que tendremos hijos o no? ¿Quién lo garantiza? Nadie garantiza nada sobre esas posibilidades. Pero la muerte está garantizada. No importa cuántos años viviremos, cuántos diplomas tendremos, cuál será el tamaño de la familia que formaremos. Con o sin amor, con o sin hijos, con o sin dinero, el fin de todo, la muerte, llegará. ¿Y por qué no nos preparamos? ¿Por qué no conversamos abiertamente sobre esa única certeza?

El miedo, los prejuicios, la fragilidad que esa conversación expone son mayores que nuestras ganas de liberarnos de esos temores. Hay momentos en nuestra vida en que las palabras no llegan. Momentos en que entramos en contacto con lo que hay de más profundo en nosotros mismos, buscando respuestas, sentidos, verdad. El tiempo de morir es uno de esos momentos. Rilke, en *Cartas a un joven poeta*, da la que es, en mi opinión, la explicación más sublime para lo que vivenciamos al final de la vida. Sea como espectadores o como protagonistas, la muerte es un espacio a donde las palabras no llegan. Los momentos que viví acompañando a pacientes en la frontera de la vida jamás podrán ser traducidos a palabras. Lo indecible es la mejor expresión de la experiencia de vivenciar la muerte. En la vida humana, quizá solamente la experiencia de nacer pueda ser tan intensa como el proceso de la muerte. Y tal vez sea por eso que le tememos tanto a ese momento. Lo más inquietante es que todos pasaremos por él o acompañaremos el proceso de alguien que amamos.

CONSIDERACIONES SOBRE EL TIEMPO

¿Será que es tiempo
lo que falta para percibir?
¿Será que tenemos ese tiempo
para perder?
¿Y quién quiere saber?
La vida es tan rara,
tan rara…

LENINE

Cuando tenemos la experiencia del tiempo, lo que determina el significado de lo que fue vivido es el "cómo". El tiempo confiere sentido a aquello que fue vivido, independientemente de lo ocurrido. Morir despacio significa que habrá más tiempo para pensar en la muerte y es eso lo que muchos temen. Las personas no quieren más tiempo para pensar en la muerte.

Pero vamos a suponer que estás dispuesto a esa aventura. Entonces intenta responder: ¿cómo sería tu tiempo si estuvieras en una cama de hospital, a la espera de que alguien entrara al cuarto? ¿Cómo sería la espera por el momento de que vinieran a cambiar tu pañal? ¿Cómo sería la espera por el baño, por el remedio para el dolor? Piensa que, si los médicos tuvieran noción de cuán esperado es ese momento de su presencia, tal vez prestarían más atención a lo que hacen y dicen cuando están frente al paciente y su familia.

En el proceso de la muerte, nos distanciaremos de lo que significa ese periodo en que estamos vivos, conscientes y capaces de decidir qué hacer con él. La percepción de morir trae la conciencia de que nada de lo que tenemos estará con nosotros. Nuestro tiempo aquí no volverá, pues no es posible economizar el tiempo. Gastamos tiempo en tonterías, con sufrimientos innecesarios. La mayoría de nosotros llega a despilfarrar el tiempo de vida. Y no hay cómo apegarse a él. Nos apegamos a todo: a las personas, a la ropa, al dinero, al auto. Bienes materiales que compramos y nos llevamos a casa. Pero no es posible asegurar el tiempo. En relación con él, lo único de lo que podemos apropiarnos es de la experiencia que él nos permite construir sin parar.

¿Qué vas a hacer con ese tiempo que va pasando? ¿Qué estás haciendo con ese tiempo que está pasando? Para mí, esa reflexión es la llave general que "liga" la lucidez de las decisiones. ¿Qué hago con mi tiempo? Una vez fui a una entrevista para trabajar en un hospital. El entrevistador preguntó sobre mi currículo, mi experiencia. Después me dio la libertad de hacer mis propias preguntas. "¿Por qué piensa que yo creería que sería bueno trabajar aquí?", quise saber. Él tartamudeó. Entonces le pregunté algo más personal: "¿Y por qué trabaja aquí? ¿Por qué invierte aquí ocho horas de su vida? ¿Por qué pone un tercio de su vida aquí?".

Supe que él solicitó su dimisión algunas semanas después de mi entrevista. Tal vez mis preguntas hayan dejado en claro el mal uso de su tiempo de vida. Cuando viene la percepción de que estamos abandonando nuestro tiempo, matándolo, ahí la decisión es mucho más urgente; el cambio tiene que venir ahora mismo.

La experiencia del tiempo puede pasar desapercibida, pero también podemos vivir un momento que dure cinco minutos y que sea tan increíble, tan especial, que se volverá eterno en nuestro recuerdo. El momento transformador no depende de la duración. La experiencia de la muerte tiene un inmenso potencial de transformación en un cortísimo espacio de tiempo. La primera psicóloga que trabajó conmigo en el Hospicio tenía una percepción de la sesión terapéutica de la psicología como algo privado, vivenciado dentro de un *espacio* terapéutico, totalmente diferente del ambiente hospitalario. El mundo de los cuidados paliativos puede estar muy distante de ese ideal. La experiencia de realizar la sesión de psicología dentro de un cuarto compartido con otro paciente, con un familiar, es diferente. A toda hora nos interrumpe el equipo de enfermería, la afanadora, el empleado de la lavandería. La atención se suspende porque el paciente tiene dolor o hay que cambiarle el pañal. Conversar entre olores y temores no es una experiencia muy confortable para ningún profesional. La psicóloga temía que eso interfiriera con el proceso de comprensión del paciente, con la evolución, con el curso del enfrentamiento de la muerte por parte de esa persona.

Yo le digo: "Estate tranquila: la muerte es un laboratorio increíble donde funciona un acelerador nuclear de enfrentamiento". Conversas con el paciente por la mañana y, en la tarde, él ya tomó todas las providencias para comprender todo aquello. Ya pidió perdón, ya perdonó, ya resolvió esto y aquello y ahora todo está bien. Dentro de poco puede intentar resolver otros pendientes.

Muchas veces, la persona en un proceso terapéutico asistido tarda diez años en entender cosas simples a su respecto. Pero en el momento de morir parece que la capacidad individual de comprender y tomar actitudes sobre el uso del propio tiempo se acelera. Quien la persona pensaba que era, o incluso quien la familia pensaba que ella era: todo puede cambiar completamente al final. La última impresión es la que permanece. La forma en que la persona se comporta en la pérdida define la impresión que dejará. Si está en un empleo que no le gusta y comienza a portarse mal para que la despidan, los que están a su alrededor tendrán la percepción de lo que un profesional *no debe* hacer. Cuando una relación está terminando y comienza a traicionar y a escribir una lista de quejas para justificar el final de la historia, es esa impresión nociva la que permanecerá.

Cuando enfermamos, la percepción que tenemos del tiempo es muy distinta a cuando estamos saludables. El tiempo de la espera parece durar para siempre. La espera es muy difícil: es lo opuesto a la actividad. Como la persona no puede hacer cosas, es como si no estuviera viva. "¿Entonces ahora no puedo hacer nada? ¿No hay nada que yo pueda hacer?". La medicina no puede hacer nada. Esperar la muerte, entonces. Pero el problema más difícil no es la muerte, sino esperar por ella.

El psiquiatra francés Eugène Minkowski (1885-1972), un estudioso de ese "tiempo vivido", explica muy bien tres perspectivas duales del tiempo.

La primera perspectiva dual involucra la espera y la actividad. Esperar alguna cosa significa no hacer, porque el resultado no depende de nosotros. La espera pasa por una percepción adolorida del tiempo.

El segundo proceso dual es respecto a la relación entre el deseo y la esperanza. El deseo presupone la búsqueda de algo que no tenemos. La esperanza es una espera modificada por el optimismo. La espera siempre está relacionada con algo que va a suceder en el futuro, pero la esperanza puede estar en cualquier tiempo. Podemos tener esperanza de un resultado positivo de algo que ya sucedió. Ejemplo práctico: estoy esperando el resultado de una biopsia. Espero el resultado de un procedimiento que ya fue realizado y tengo la esperanza de que no sea cáncer. La esperanza alivia el dolor en ese momento.

El tercer momento dual del tiempo es el que más me gusta, y es la plegaria y la acción ética. La plegaria se describe como la relación con algo que encontramos dentro de nosotros, un espacio de comunicación con algo más grande que nosotros: algo o alguien sagrado, una divinidad, un dios. Ese espacio interno de comunicación con algo más grande nos vuelve más poderosos. Hicimos tanto; hicimos todo lo que estaba a nuestro alcance. Entonces, decidimos conectarnos con algo más poderoso dentro de nosotros mismos y nos superamos: ahora tenemos el rezo. La plegaria tiene siempre una perspectiva de buen futuro.

Para Minkowski, la plegaria difiere de la meditación, que nos trae al presente, y también de la oración, que puede estar relacionada con el pasado. Entonces, él hace la conexión dual con la acción ética. En la plegaria, esperamos que algo más grande nos salve, resuelva el problema. En la acción ética, nos conectamos con esa fuerza, con ese poder que existe dentro de nosotros y que nos lleva a hacer por el otro algo que está más allá de nuestra voluntad. Es en este momento que lo humano se torna divino.

¿Qué momento es ese en nuestro mundo? Para mí, un ejemplo claro de acción ética es cuando escucho a una madre decirle a su hijo moribundo: "Te puedes ir". En un primer instante, ella tal vez haya hecho la plegaria por la cura, pero entonces se conecta con esa fuerza y logra entender que lo mejor no es lo que ella desea que suceda. La madre de nuestro ejemplo mira aquel instante y entiende que, para el hijo, lo mejor tal vez sea justamente aquello que a ella le dolerá tanto aceptar. Pero ella acepta la liberación, por amor.

Cuando nos conectamos con esa fuerza superior y más sagrada dentro de nosotros, logramos hacer el bien para el otro. Genuinamente el bien. Porque es algo que debe ser hecho, aun cuando no sea nuestro deseo. De hecho, es algo que sucederá independientemente de nuestro deseo. Cuando permitimos que el bien ocurra, aquello fluye y es como si fuera un tiempo vivido con todo el significado de amor del mundo. En el momento en que estamos conectados con el otro y decimos, desde el fondo de nuestro ser, de nuestra esencia, "que suceda lo mejor", eso es poderoso. Sucede lo mejor y es rápido.

Esa experiencia del tiempo que podemos ver, contando en el reloj, y del tiempo que no pasa, sucede, en general, cuando nuestro tiempo no tiene sentido. Un modelo experimental de la ausencia es cuando entramos en el metro. Quien está en el vagón nunca está ahí; sólo sale de un lugar para llegar a otro. No hay nadie presente en ese montón de gente. Cuando estamos en el metro pensamos: "¿Cuánto falta para llegar a mi estación?". Para muchas personas, la vida es como estar en el metro con los ojos vendados: ¡entran en un lugar que no sabe bien dónde queda, no saben dónde se van a bajar y no están presentes! Simplemente están dentro. Entonces la puerta se abre y alguien puede llamar: "¡Ana Claudia, vamos a bajar!". ¿Ya?

Cuando una persona cercana muere, reflexionamos sobre nuestro turno de dejar el tren. Reflexionamos sobre nuestra muerte: ¿cuántas estaciones faltan para llegar a la estación que me toca?

Como trabajo con personas gravemente enfermas que, cuando llegan conmigo, agotaron ya todas las posibilidades de cura o de control de su enfermedad, tengo una clara noción de la importancia del tiempo en sus vidas. Y esas personas tienen muy poco tiempo.

Por desgracia, nuestra cultura es carente. Le falta madurez, integridad, realidad. El tiempo acaba, pero la mayoría de las personas no perciben que, cuando miran el reloj una y otra vez esperando el fin del día, en realidad están rogando que el tiempo pase más rápido y su muerte se aproxime más de prisa. Pero el tiempo pasa a su propio tiempo, indiferente al ruego para apresurar o retardar su velocidad.

Lo que separa al nacimiento de la muerte es el tiempo. La vida es lo que hacemos dentro de ese tiempo; es nuestra experiencia. Cuando pasamos la vida esperando el final del día, el fin de semana, las vacaciones, el fin de año, la jubilación, estamos rogando para que el día de nuestra muerte llegue más rápido. Decimos que viviremos después del trabajo, pero olvidamos que la opción "vida" no es un botón de "on/off" que la gente prende y apaga conforme el clima o el placer de vivir. Con o sin placer, estamos vivos 100% del tiempo. El tiempo corre a un ritmo constante. La vida sucede todo el día y pocas veces las personas parecen darse cuenta de eso.

CÓMO AYUDAR A ALGUIEN A MORIR

La gracia de la muerte, su desastrado encanto,
es por causa de la vida.

ADÉLIA PRADO

Alguien está muriendo ante tus ojos. Te puedes sentir al margen de la escena y eso es muy inquietante: "¿qué voy a hacer ahora? Esta persona está muriendo, ¿qué tengo que hacer por ella? ¿Qué puedo hacer por ella? ¿Qué debo hacer por ella?". Y mientras tú te planteas esas preguntas, el tiempo pasa, la vida pasa y la persona que está ante ti pasa.

Ahora veo el río que está pasando; lo atravieso, me mojo los pies. Siento el agua, fría o caliente. Veo o no el fondo del río, pero puedo sentir la arena bajo mis pies cuando decido entrar, y doy los primeros pasos. ¿Qué hago aquí a la orilla del río? Y ahí, al tratar de entender lo que estaba haciendo en ese lugar, me veo a la orilla de un lecho de vida que se desvanece como un río en busca del mar. Lo contemplo. Y lo único de lo que puedo estar segura es: no existe una explicación real de por qué las personas mueren. Muchos discreparán con esta última frase, pues cada uno tiene sus teorías y sus certezas. Pero, hasta hoy, ninguna teoría o certeza individual, artística, espiritual o científica, pudo responder qué es la vida, mucho menos responder por qué acaba.

Entonces no pierdo tiempo haciendo esa pregunta, porque pertenece a la misma categoría de ¿por qué quema el fuego?, ¿por qué moja el agua? y ¿qué sentido tiene esto? Mientras desperdiciemos el tiempo aceptando ilusiones sobre lo que es la vida, no podremos llegar a su esencia. Falta la verdad sobre nacer y vivir, y pasamos la vida bajo la falta de verdad sobre qué es morir.

Todas las personas mueren, pero no todas podrán saber un día por qué vivieron. No sé por qué se mueren los niños. No hay explicación para eso, pero mueren. Tampoco sé por qué mueren los jóvenes, pero mueren. Los viejos mueren, y a pesar de ser más o menos obvio que cuando envejecemos podemos morir, no siempre es fácil aceptar ese destino lógico. No es raro encontrarnos con personas que no aceptan que sus seres amados mueran, aunque estén muy viejitos. Pero sean ancianos o jóvenes, ricos o pobres, negros o blancos, hombres o mujeres; sean abogados feroces, voluntarios o políticos corruptos, un día la muerte tocará a su puerta. Podrá venir acompañada de una enfermedad y de sufrimiento, estemos listos o no. Entonces, presuponer que tenemos que prepararnos para la muerte no ayuda a evitar ese encuentro, pero sí a evitar el temor a ese encuentro y a transformarlo en respeto.

Durante ese proceso complejo que es cuidar de un ser humano en todas sus dimensiones, no sé por qué las personas mueren y no voy a saberlo nunca. Pero sé que existe un buen motivo para que yo esté ahí, a la orilla del lecho, a la orilla del río. Si estoy ante una persona que está muriendo, sé que tengo muchas cosas importantes que hacer en ese momento sagrado de la vida. ¿Y cuál es mi papel en ese encuentro? Estoy ahí porque tengo que estar. En mi trabajo, mi búsqueda es responder a una única pregunta: ¿qué puedo hacer para que esa situación sea lo menos dolorosa, lo menos difícil posible? ¿Qué es lo que tengo que aprender para estar ahí, al lado de esa persona, y hacer que todo aquello sea vivido de una forma mucho menos sufrida que si yo no estuviera presente? Mientras las personas no miren a la muerte con la honestidad de preguntarle qué es lo más importante sobre la vida, nadie tendrá la oportunidad de saber la respuesta.

El problema es que caminamos al lado de personas que piensan que son eternas. A causa de esa ilusión, llevan la vida de manera irresponsable, sin compromiso con lo bueno, lo bello y lo verdadero, distanciadas de su propia esencia. Las personas a las que no les gusta hablar o pensar sobre la muerte son como niños jugando a las escondidas en una sala sin muebles: se tapan los ojos con las manos y creen que nadie las ve. Piensan, ingenuamente: "Si yo no miro a la muerte, ella no me ve. Si no pienso en la muerte, ella no existe". Y es esa la ingenuidad que las personas practican todo el tiempo con su propia vida. Piensan que si no ven la basura en una relación afectiva, la basura en el trabajo, la basura en la vida que preservan a cualquier precio, será como si la basura no existiera. Pero la basura se hace presente. Huele mal, causa molestias, trae enfermedades.

Esas personas pueden pensar que, si no miran al Dios muerto que cultivan en sus dogmas, ese Dios se portará bien para siempre. No quieren saber de la verdad de un Dios muerto que no se abre al milagro del encuentro sagrado. Esa gente vive medio muerta para sus relaciones de amistad, para el encuentro con sus pares; es gente muerta dentro de la familia y muerta también en su relación con lo que hay de sagrado en su vida. Vivir como muertos hace que toda esa gente no logre vivir de verdad. Existen, pero no viven. Hay muchos así a nuestro alrededor.

Yo los llamo "zombis existenciales". En las redes sociales, al insistir en compartir la violencia y el prejuicio, al persistir en la vanidad de mantenerse infelices por dentro y tontamente felices por fuera, las personas cultivan cada vez más la propia muerte sin darse cuenta. Todos como niños enfermos, extrañamente crecidos, desnudos, tapándose los ojos con las manos, creyéndose invisibles. Sin percibir que están exponiendo sus peores expresiones a la luz de toda la sociedad. Están ausentes de su propia existencia, y eso tal vez sea la causa principal del arrepentimiento que se experimenta al final de la vida.

Faltar en la propia vida es una de esas ausencias imposibles de explicar. La conexión conmigo mismo, con el otro, con la naturaleza, con el mundo a su alrededor y con lo que cada uno de nosotros considera sagrado exige, ante todo, un estado de presencia. No hay espacio para hablar sobre la muerte con personas que no están vivas en sus vidas. No, no estoy hablando de conversar con los muertos de hecho; me refiero a esos muertos-vivos, esas personas que no logran realizar, con un mínimo de coraje, una reflexión sobre la muerte. Zombis existenciales que ya se enterraron en todas sus dimensiones humanas y caminan sin rumbo. Sólo les falta morir físicamente.

Hablaremos aquí sobre las dimensiones del proceso de la muerte. En el área de la salud se estudia mucho la parte biológica; sin embargo, la biología es sólo aquello que nos da la oportunidad de experimentar lo que es ser humano. Porque ser humano no es sólo tener el corazón y los pulmones funcionando; no es solamente tener la habilidad de mantener los órganos trabajando adecuadamente para sentirse bien. Buscamos vivir en las mejores condiciones normales de temperatura y presión, que los científicos gustan de llamar CNTP. Pero, ¿por qué buscamos tener las condiciones normales de temperatura y presión? ¿Para qué deseamos tener órganos y funciones corporales en pleno funcionamiento? Para poder tener la experiencia de *ser* humanos.

El ser humano es la única especie en la Tierra que es definida por un verbo. La vaca es vaca, el buey es buey, la mariposa es mariposa, pero *ser* humano, sólo nosotros. Nacemos animales, mamíferos pensantes y conscientes, pero sólo nos volvemos humanos a medida que aprendemos a *ser* humanos. Sin embargo, la mayor parte de los animales de nuestra especie todavía no sabe qué es eso. Cuando reflexioné sobre el asunto, entendí finalmente el sentido de la expresión "humanización". Hasta entonces me parecía un sinsentido humanizar lo humano. Ahora percibo claramente que la mayor parte de los animales pensantes y conscientes de nuestra especie se comporta de manera instintiva y cruel, no profundiza en sus pensamientos, sentimientos y actitudes. Por lo tanto, hablar de humanizarlos tuvo sentido para mí. La gente está "siendo", y la completitud de "ser" humano sólo se da cuando sabemos cuál es la finalización de ese proceso. Cada uno de nosotros se organiza, se descubre, se realiza para ser humano hasta el día en que llega la muerte.

Y es sólo por la conciencia de la muerte que nos
apresuramos a construir ese ser que deberíamos ser.

Llega un momento en que nos preocupamos por hacernos un *check-up*, por perder la barriga, por participar en la vida de nuestros hijos. Pensar en la muerte nos hace pensar que es preciso hacer algo. Otro grave engaño: nos vamos distanciando del "ser" por el camino del "hacer". Pensamos entonces que una buena vida es una vida que nos llevó a tener cosas y a hacer cosas. Pero cuando llega el tiempo de la enfermedad ya no podemos hacer nada. Y cuando dejamos de hacer, pensamos que eso es morir, pero todavía no lo es. La idea de "ser" humano es simplemente existir y hacer la diferencia en el lugar donde estamos, por ser quienes somos. Las personas que se ausentaron de su propia vida serán apenas "ausencias" en el momento de morir. Porque mucha gente es así en la vida. Un ausente casi constante. Y cuando está presente, siente que ese tiempo está vacío.

Volviendo a las dimensiones de la muerte, para ayudar a una persona que está muriendo es preciso entender lo que está pasando con ella. La dimensión biológica es una condición necesaria sólo para que otras dimensiones se expresen. Todos somos seres complejos, hombres o mujeres, niños o ancianos, de cualquier color, raza, credo o profesión. Somos seres que contemplan la posibilidad de valorar nuestra dimensión física, porque estamos aquí, en este momento y en este espacio. Tenemos también una dimensión emocional, la más universal que existe; universal en el sentido de tamaño, de complejidad, no en la aceptación de que es igual para todos. Y todavía tenemos la dimensión familiar, la dimensión social.

Todos los artículos y textos que hablan de las dimensiones del sufrimiento enumeran cuatro: física, emocional, social y espiritual. Como he trabajado en esa área desde hace bastante tiempo, acabé permitiéndome separar la dimensión social de la dimensión familiar. La dinámica familiar tiene una complejidad que es independiente de la sociedad en que se vive. Cada familia tiene su propio microcosmos, cuyo funcionamiento puede ser bueno o malo.

Los políticos, por más arrogantes que sean, pueden decir o escribir lo que quieran sobre el concepto de familia, pero lo único real que puede definir a ese grupo es el lazo de amor que une a sus miembros. Ni siquiera los lazos de sangre son tan fuertes como el afecto integral que une a una familia. Puede haber familias consideradas moral o éticamente malas que, sin embargo, son funcionales. Cada uno cumple una función en la dinámica familiar. Siempre tienen al que es chivo expiatorio, el que es pesado, el que es falso, el que cuida de todo el mundo, el que puede ser considerado el proveedor financiero o existencial. Cada uno ocupa un espacio dentro de la familia, espacio que es valioso y esencial para su buen funcionamiento; todos se equilibran y buscan una armonía dentro de ese diseño de "móvil". Es por eso que, para mí, la dimensión familiar es totalmente diferente de la dimensión social.

Y entonces tenemos la dimensión espiritual, que pretendo destacar, pues el sufrimiento espiritual puede ser uno de los más intensos en los momentos finales de la vida humana. Comprender qué es el proceso de morir facilita mucho la vida de quien está cuidando. Cuando sabemos lo que está sucediendo, estamos en condiciones de conducir ese proceso de manera natural y de percibir la muerte, también, de manera natural.

PERMISO PARA LA MUERTE NATURAL

La muerte será mi mayor acontecimiento
individual.

CLARICE LISPECTOR

¿Qué es la muerte natural en un mundo donde la ciencia habla de células-madre?

Hoy vivimos en una era sin precedentes en la medicina: mucho se puede hacer para prolongar la vida humana. Aun así, incluso con toda la tecnología, moriremos. Tener una muerte natural presupone la existencia de una enfermedad que sigue su curso natural de evolución, independientemente de los tratamientos que puedan ofrecerse, incluso los más modernos. La muerte natural es aquella que sucederá en el transcurso de una enfermedad grave e incurable, que está empeorando y para la cual la medicina agotó ya sus posibilidades de tratamiento. Nada impedirá que la persona que tiene tal enfermedad llegue a la muerte; es una condición inexorable en esa situación. Es a esa persona, a ese paciente, a quien ofrezco los cuidados paliativos.

Los cuidados paliativos que practico hace veinte años son ese proceso de asistencia para quien está en la recta final. A veces, la recta final no es la recta final en el tiempo: es la recta final de nuestra vida. La terminalidad se puede prolongar por años. La terminalidad no es la semana que viene. La terminalidad no es tiempo, es una condición clínica que surge de una dolencia grave, incurable, sin posibilidad de control, y ante la cual la medicina, impotente, se cruza de brazos. Eso puede ser vivenciado en horas, días, semanas, meses o años. Si la enfermedad avanza despacito, puede llevar años; si va de prisa, la persona se marcha en una semana o en pocos días.

En la dimensión biológica, cuando fui a investigar qué es el proceso de la muerte, la medicina tradicional no me proporcionó respuestas para las preguntas que me inquietan. Hablando ahora de manera bastante técnica, el proceso activo, en la inminencia de la muerte, es descrito como una insuficiencia orgánica o hasta una septicemia. Por eso la mayoría de las personas moribundas son llevadas al hospital y transferidas a la Unidad de Terapia Intensiva (UTI). Los médicos todavía no aprenden, en la facultad, la diferencia entre tener un paro cardiaco y morir. En realidad, morir es un proceso que jamás podrá ser interrumpido, aunque se haga todo lo que la medicina ofrece. Si se inicia el proceso activo de la muerte, nada podrá impedir su curso natural.

¿Pero qué es el proceso activo de la muerte? Solamente encontré la respuesta en la medicina oriental. Busqué información en varios libros de esa tradición y, sumando ese conocimiento a mi atenta observación de los cientos de personas que he acompañado, hoy me siento más serena para orientar a la familia y a todos los involucrados en el momento en que un ser humano está muriendo.

Entonces, ¿qué sucede cuando la gente muere?

EL PROCESO ACTIVO DE MORIR Y LA DISOLUCIÓN DE LOS CUATRO ELEMENTOS

> *Cintilante es el agua en una jofaina;*
> *oscura es el agua en el océano.*
> *La pequeña verdad tiene palabras que*
> *son claras;*
> *la gran verdad tiene un gran silencio.*

> RABINDRANATH TAGORE

Los orientales nos hablan de los cuatro elementos de la naturaleza: tierra, agua, fuego y aire. Como parte de la naturaleza, también estamos hechos de ellos. Cuando muramos, ocurrirá la disolución de los cuatro elementos que componen nuestro cuerpo.

Si pensamos en la disolución de la tierra, es más o menos obvio que se trata de la cuestión física, concreta, en la piel; a lo largo del proceso de la enfermedad, ocurrirá más o menos rápidamente dependiendo de la agresividad de la dolencia. El cuerpo comenzará a desintegrarse.

Después vendrá la disolución del agua. Biológicamente hablando, la persona tiende a quedar más deshidratada y orinar menos. Disminuye la producción de fluidos corporales, de secreciones y enzimas del tubo digestivo y de los bronquios; las mucosas se vuelven más secas. Hoy la medicina sabe que es mucho más confortable para las personas morir levemente deshidratadas. Normalmente, si el paciente fuera llevado a una UTI en esa etapa de degradación física, podrá alcanzar un nivel casi insoportable de incomodidad. Eso ocurrirá porque la tendencia de los médicos, ignorantes del proceso activo de la muerte, será inundarle de líquidos, y las consecuencias serán mucho catarro y piel muy hinchada y adolorida. Los riñones dejarán de funcionar, porque ese es el momento de no producir más orina. Los riñones respetarán el proceso de disolución del agua, aunque los médicos no lo hagan. Esa situación vuelve casi inviable una muerte natural. Imagina la lucha de un cuerpo que muere contra toda esa sarta de intervenciones que sólo entorpecen, pues no pueden impedir nada.

Los pacientes que experimentan la etapa de la disolución del agua tienen cierto proceso de comportamiento muy característico: tienden a volverse más introspectivos. Miran dentro de sí y dentro de su propia vida. Llega el momento de la verdad, de encarar con honestidad el camino recorrido. En esa hora, alguien puede prescribir un antidepresivo. Sabemos que no se puede uno quedar quietecito y pensativo en la sociedad de hoy. Seremos rápidamente cuestionados: "¿Qué está pasando contigo? ¡No te puedes desanimar! ¡Tienes que luchar! ¡Ten fe!". Parece que no está permitido mirar el sentido de todo lo que está sucediendo y buscar nuestra esencia de vida. Pero, a pesar de las imposiciones de la sociedad y de los antidepresivos, el proceso de disolución del agua sucederá con todos. Si está en un momento así y se le prescribe un antidepresivo sin indicación verdadera, el paciente no sufrirá al revisitar sus caminos y sus decisiones, pero tampoco podrá ser feliz y sentirse realizado con lo que le quedó. Los sentimientos y los estímulos emocionales llegan a un paciente mal medicado envueltos en celofán: habrá apenas la ausencia de sentir lo que quiera que sea. Sólo ocurre el vacío. Ese paciente no siente frío, calor, no siente emoción, no siente nada.

Supongamos, entonces, que no le han pasado antidepresivos y que la persona se va poniendo un poco más triste. Entonces habla la familia: "¿Por qué estás triste? ¿No estás reaccionando?". Sí, está reaccionando. Está reaccionando internamente. Sumergiéndose en el fondo como nunca antes, buscándose a sí mismo dentro de su propia esencia. Porque en ese momento en que está profundizando en su propia esencia, comienza la disolución del fuego. ¡Es de ese profundizarse que el paciente emerge en plenitud!

En la disolución del fuego, cada una de las células tomará conciencia de que el tiempo se está terminando, pero que todavía es tiempo de vida. Siempre hay tiempo para ser el protagonista de la propia vida, pero en la disolución del fuego encontramos su manifestación más plena. Estamos caminando hacia el final, pero ahora el camino es más bello y más lleno de vida. Si cada una de tus células percibe el fin, podríamos pensar que habría un caos de desesperación, un estado de pánico celular y un colapso absoluto. No, eso no sucede. Si siempre tuviéramos esa conexión con nuestra conciencia celular, todo el tiempo estaríamos viviendo en armonía y equilibrio. Cuando cada una de las células se da cuenta de que su tiempo aquí está acabando, se esfuerza por mostrar, por última vez, su mejor estado de funcionamiento. Entonces, las células de tu hígado se vuelven hepatocitos ejemplares, las de tu pulmón, increíblemente hábiles para realizar los intercambios gaseosos; las células de tu cerebro despiertan, y todas aquellas neuronas que nunca fueron usadas despiertan y, curiosas, observan el escenario y dicen: "Déjame ver lo que está pasando". De pronto, todo tu cuerpo funciona bien. Entonces... ¿qué ocurre con la persona?

Ella también funciona bien. Es la famosa visita de la salud, la mejoría antes de la muerte, la bella fuerza de la última llama de la vela. La disolución del fuego trae a ese ser humano que muere la oportunidad de percibir que vino a este mundo para "ser" humano. Y esa persona tiene la oportunidad de mostrar al mundo el motivo que la trajo hasta aquí: el amor.

Lo que veo en la disolución del fuego de casi todos los seres humanos de quien cuidé en sus tiempos finales es que vinimos para caminar en la "amorosidad". No importa cuánta basura cargue la persona dentro de sí: en la disolución del fuego, la basura será transformada en amor. Sea quien sea, podrá mostrar que el mundo es bueno y mejor simplemente porque él o ella existe/existió. Si conoces a la criatura más *trash* de la faz de la Tierra, mírala y sonríe con esperanza: ella tendrá una oportunidad increíble de ser alguien mejor a la hora de morir.

Incluso las personas que no mueren de muerte anunciada, incluso las que mueren en accidentes o con enfermedades fulminantes: casi siempre se dice que mostraron cambios en su comportamiento poco tiempo antes de que la muerte ocurriera. Diversas respuestas llegan en ese momento de la disolución del fuego y la persona tiene, y se permite, la oportunidad de amar, de ser amada, de perdonar, de pedir perdón, de decir "muchas gracias"; si tiene conciencia de lo que está ocurriendo, se despedirá. No hay un tiempo determinado para eso, pues cada quien tiene su tiempo. Si, como doctora, identifico eso y permito que el tiempo vivenciado sea natural, así como todo el proceso, evito que el paciente reciba intervenciones innecesarias. Ese proceso de mejoría compleja, de experimentar la amorosidad en plenitud, expresando la persona que es en su esencia, mostrando a qué vino a esta vida, es el tiempo más consciente del proceso activo de la muerte.

Terminando la disolución del fuego, el encuentro verdadero con su esencia, la persona descubrirá lo sagrado que vive en su espacio más profundo. En ese espacio más profundo y sagrado está el soplo vital. El soplo vital corresponde al elemento aire, que nos fue prestado por Dios (o por el Universo) para que realizáramos nuestra misión en la Tierra. Y, cuando esa misión estuviera concluida, deberemos devolverlo a quien nos lo prestó. Comienza entonces la disolución del aire.

Esa es la fase de la agonía, proceso que la mayoría de las personas llamará "morir". Porque la percepción real de la muerte inminente sucede solamente en la disolución del aire. Hasta ahí, el cuerpo está enfermo; vamos tras la medicina, vamos tras los tratamientos, hacer quimioterapia, hacer cirugía, tomar un medicamento experimental, vender el alma, comprar un boleto, hacerlo todo.

En la disolución del agua existe la tristeza, que puede o no ser atenuada por el antidepresivo, pero sucede. Entonces pasamos por la fase de la mejoría, un tiempo en el cual la experiencia de estar vivo parece plena. Y entramos en la fase de la agonía: tendremos que devolver el soplo vital. Y él saldrá por el mismo camino por donde entró. Vendrá la fase de la agonía respiratoria, en que la persona respira mal, rápido o despacio, después hace una pausa, seguida de una respiración profunda. Quien acompaña a un paciente que está pasando por las disoluciones anteriores logra mantener la sintonía con la persona que está muriendo. En la disolución del aire no; es diferente. Cuando queremos entrar en sintonía con alguien, comenzamos a seguir, de manera inconsciente, su respiración. Si esa persona está ansiosa, somos capaces de entrar en sintonía con ella y calmarla, o ella puede "contaminarnos" con su ansiedad. Sólo que, a la hora de la muerte, es imposible acompañar la respiración de la persona, absolutamente imposible. No hay forma de entrar en sintonía a menos que estuviéramos muriendo también. Somos capaces de entrar en sintonía con las emociones del otro y hasta modificarlas pero, en el proceso de la muerte, esa magia deja de ser posible; el proceso se inició y va a terminar, sea en la UTI, en la enfermería o en casa; la muerte no escoge lugar.

Acompañar a alguien en ese momento es la experiencia más íntima que podemos experimentar junto a otro ser humano. Nada puede ser más íntimo que compartir con alguien el proceso activo de morir. Ni el sexo, ni el beso, ni las confidencias. En ese momento, buscaremos el sentido de estar al lado de quien está muriendo; quien está muriendo buscará el sentido de estar ahí; vendrán cuestionamientos de los pesos, las cargas, los miedos, las culpas, las verdades, las ilusiones. Todo ahí, expuesto, verdaderamente desnudo.

La persona que muere está desnuda, liberada de todas las vestiduras físicas, emocionales, sociales, familiares y espirituales. Y, por estar desnuda, puede vernos en la misma forma. Las personas que están muriendo desarrollan una habilidad única para ver. Estar al lado de alguien que está muriendo es desnudarse también. Por eso la importancia de trabajos como el mío. ¿Cuánto tiempo va a durar ese periodo? Nadie lo sabe aún. Ese "no saber" del tiempo nos trae la posibilidad de vivenciar el momento presente. Nos da la oportunidad de experimentar a plenitud. Cuando decimos que nos sentimos plenos es porque estamos con el pensamiento, el sentimiento, la actitud y el cuerpo, todos juntos, en el mismo lugar, al mismo tiempo. Estar al lado de alguien que se aproxima a la muerte puede ser un momento de plenitud en nuestra vida, algo que ocurre rápida y fugazmente. La muerte, del otro o nuestra, será una rara, o hasta única, experiencia de estar verdaderamente presentes en nuestra vida.

¿LA VERDAD PUEDE MATAR?

Lo bueno es que la verdad llega a nosotros como un sentido secreto de las cosas. Terminamos adivinando, confusos, la perfección.

CLARICE LISPECTOR

Dicen que hablar con la verdad a un paciente con una enfermedad grave puede matarle antes de tiempo. Esa es una de las mayores mentiras que escucho, y la escucho casi siempre. Enfrento dilemas frecuentes ante familiares que me imploran que no diga la verdad sobre la enfermedad a mis pacientes, pues creen ciegamente que la verdad hará que se depriman y mueran antes de tiempo. Se comportan como niños que no quieren abrir el armario por miedo a un monstruo imaginario, sin darse cuenta de que la casa se está cayendo. Y el armario se va a hundir con la casa.

Lo que mata es la enfermedad y no la verdad sobre la enfermedad. Claro que habrá un momento de tristeza al saberse enfermo, gravemente enfermo. Pero esa tristeza es el único puente a la vida que puede ser verdaderamente vivida, sin ilusiones o falsas promesas de curación. Lo que mata la esperanza no es saberse mortal, sino percibirse abandonado. La palabra que mata es la palabra mal utilizada. Uno de los mayores desafíos que enfrento en el día a día es convencer a la familia de que la persona enferma tiene derecho de conocer la condición de su salud.

Cuando en una clase pregunto quién querría saber la verdad sobre tener una enfermedad grave, la mayoría levanta la mano diciendo que sí. Entonces aviso: conversen con sus hijos, sus amigos, su familia, sobre ese deseo. Porque, a la hora en que migramos a la condición de enfermos, nuestros hijos, nuestros amigos, nuestros padres y casi todos a nuestro alrededor nos considerarán incapaces de vivir lo que necesitamos vivir. Todos aquellos que nos aman y que piensan poder protegernos del sufrimiento forzarán a los médicos a compartir ese silencio. Y, aun en un gran sufrimiento, todos nos dirán que no tenemos nada, que nuestra salud es óptima y que nada de lo que sentimos que está mal en nuestro cuerpo es grave.

Pero el cuerpo no miente. El cuerpo nos dice, a veces susurrando y a veces a gritos: "Está sucediendo algo equivocado y muy malo". Entonces pensaremos: "¿Cómo es posible que no tenga nada? Siento un dolor horrible, estoy adelgazando, cada vez es más difícil ser yo mismo… ¿Cómo es que no tengo nada?". Cuando estamos en un momento así y las personas a nuestro lado no han sido preparadas para estar ahí, se arma un gran lío. Las familias piensan que protegen a sus seres amados cuando mienten, sin saber que sus seres amados también mienten para protegerlas.

En mi rutina, los pacientes hablan conmigo sobre su finitud de manera abierta y clara. Hablamos sobre puntos muy tensos de la trayectoria de las enfermedades, hablamos hasta de los deseos para el funeral. Pero cuando esos mismos pacientes hablan con sus familias, especialmente con la parte de la familia que está menos preparada para su muerte, fantasean todo. Hablan de los planes de viaje, de las cenas, de las fiestas que vendrán en los próximos años. Parecen negar la realidad de la enfermedad pero, en verdad, niegan la posibilidad de hablar de eso, pues dudan de que sus familiares sean capaces de tolerar el asunto.

Cuando le doy a un paciente la oportunidad de saber sobre la gravedad de su condición, la verdad da a la persona la oportunidad de aprovechar el tiempo que le resta de manera consciente, asumiendo el protagonismo de su vida, de su historia. Al proteger a alguien de la verdad, no necesariamente le estamos haciendo un bien. No podremos protegerla de la propia muerte. No podremos salvarla de esos momentos difíciles en que será preciso estar en sí misma. Cuando, en la proximidad de la muerte, protegemos a un ser humano de la conciencia de sus urgencias, de la importancia del tiempo de estar vivo antes de morir, no lograremos interrumpir el proceso de morir. Lograremos privarlo de vivir.

LA CONTEMPLACIÓN DE LA MUERTE

Morir es sólo no ser visto.
Morir es la curva en la carretera.

FERNANDO PESSOA

Una de las mejores metáforas que he escuchado sobre contemplar la muerte es pensar que un día, a lo largo de la vida, encontraremos un gran muro. William Breitbart, médico psiquiatra que trabaja con sus pacientes abordando el sentido de la vida, trajo a colación esa metáfora en una conferencia durante un congreso de mi área de conocimiento. La perspectiva subjetiva de la muerte es colocarse ahí, ante un muro. Recorremos el camino de la vida, a veces tristes, a veces alegres; a veces la vida está oscura y no sabemos hacia dónde ir, pero siempre sabemos: estamos en el camino. A veces nos paramos en medio del camino y nos sentamos en algún lugar, pensando: "Estoy un poco cansado aquí, necesito darme un tiempo". Cuando paramos, contemplamos lo que hemos hecho hasta ahí y lo que haremos a partir de ese punto. Pero, si queremos, nos levantamos y seguimos. Existe un camino por delante.

Cuando estamos cerca de la muerte, nos topamos con un muro. Un gran amigo, Leonardo Consolim, dijo una vez que imagina ese muro muy alto y largo, como la muralla china. A mí me gustó esa imagen, es con ella con la que me relaciono cuando pienso en mi muerte. No hay cómo dar la vuelta, no hay cómo escalarlo. Y cuando nos encontramos con ese muro y tomamos conciencia de nuestra muerte, lo único que se puede hacer es mirar hacia atrás. Entonces, cuando estamos ante la muerte de alguien, que nos quede bien claro: esa persona está mirando el camino que recorrió e intentando entender lo que hizo para llegar ahí y si el viaje valió la pena.

Lo que orienta nuestro camino y nos impulsa a tomar buenas decisiones es la certeza de que, cualesquiera que sean nuestras decisiones, el muro nos aguarda. No importa el camino, todos llevan al mismo lugar. Entonces, no hay diferencia si somos personas buenas o no: vamos a morir. No hay diferencia si somos honestos o no: vamos a morir. No hay diferencia si amamos o no. Si fuimos amados o no. Si perdonamos o no. No existe la menor diferencia en el resultado final. No importa si Dios existe o no. Los más religiosos pueden discutir conmigo agresivamente sobre la última frase, pero, en realidad, la hora final pertenece solamente a quien muere. Al depender de nuestra relación con nuestro Dios, ese puede ser uno de los peores momentos de tu existencia, o el mejor. Si Dios existe, moriremos al final. Si Dios no existe, también moriremos al final. La discusión puede girar en torno a lo que sucede después de morir, pero ahí ya habremos pasado por el momento que consideramos más temido. Lo que va a suceder, invariablemente, es que al final de cualquier historia, de cualquier camino, de cualquier decisión, vamos a morir. Independientemente de lo que creamos que existe o no. La única cosa de la existencia humana que no tiene opción es la muerte. Para todo el resto hay opción: podemos hacer o no, podemos querer o no. Pero morir o no, eso no existe.

Lo que hace la diferencia en los caminos que elegimos a lo largo de la vida es la paz que sentiremos o no en ese encuentro. Si tomamos decisiones de sufrimiento a lo largo de la vida, la paz no estará presente en el encuentro con la muerte.

Lo mejor que puedo hacer por alguien a la hora de la muerte es estar presente. Presente al lado de esa persona, ante ella, por ella, para ella. Un estado de presencia multidimensional que solamente el camino de la compasión puede revelar.

Si fuera a sentir el dolor del otro, entonces no puedo estar presente, pues será mi dolor. Si yo siento el dolor, estoy en mí y no en el otro. Cuanto tengo compasión por el dolor del otro, respeto ese dolor, pero sé que no me pertenece. Puedo estar presente al punto de proporcionar socorro, llevar consuelo. Si tengo compasión, puedo ofrecer o buscar ayuda. Si siento dolor, estoy paralizada; no puedo soportar estar presente ante ese sufrimiento y necesito ayuda. Ver a una persona sintiendo dolor es desesperante, especialmente cuando no tenemos a nuestro lado a un médico que sepa dar importancia a ese cuidado; tal vez no sepa ni quiera usar su conocimiento técnico para resolver ese grave problema. Eso se debe a la profunda carencia en la formación del médico en nuestro país en relación con el control del dolor.

Para ser capaz de cuidar a alguien que está muriendo, lo primero que es necesario saber es en qué medida podemos estar ahí, con cuánta responsabilidad condujimos la propia vida. Esa responsabilidad para con uno mismo es la medida de la capacidad de ser responsable por los cuidados de la vida de cualquier persona amada. Cuando no damos ese valor a la vida, el primero en desenmascararnos será quien está muriendo. Esta es otra revelación del momento de morir: estaremos en condiciones de percibir la verdad contenida en cada decisión pasada, presente y futura de nuestra vida. Sabremos de la importancia verdadera de cada momento, dejando entonces caer todas las máscaras, ilusiones, temores, fantasías, reproches. A la hora de morir, seremos verdaderos oráculos.

¿Quieres un consejo sabio respecto a tu vida? Pídeselo a alguien que esté muriendo. Ese soplo vital de sabiduría, muy cerca ya de la hora de la salida, emerge a la conciencia e ilumina los pensamientos con una luz divina, una lucidez absurda; logramos percibir procesos del antes, el durante y el después, aquellos misterios sobre los cuales los más religiosos dirían que sólo Dios sabe. Cuando estamos ante la muerte, esa revelación de la verdad surge en los ojos de quien nos observa. Si mienten, lo sabremos. Y si fueras a estar ante la mirada de alguien que está muriendo, sábelo: esa persona puede ver tu plena verdad. Puedes ser un excelente médico, enfermero, periodista, abogado, farmacéutico, barrendero, jornalero; puedes ejercer muy bien cualquier profesión que no exija tener contacto con seres humanos, basta ser muy bueno en la parte técnica. Puede ser que nadie perciba que eres un ser humano incompleto. Pero, en los cuidados paliativos, eso vendrá a la conciencia de la persona a quien estás cuidando. Estará escrito en los ojos de esa persona con la que te equivocas al mentir que todo está bien. Si te sientes incapaz de estar al lado del paciente, puedes tener la certeza de que lo eres. Si te estás sintiendo una basura, tendrás que buscar una respuesta. Necesitarás adueñarte de tu propia vida y volverte digno de estar al lado de alguien próximo a la muerte.

Para mí no existe nada más sagrado que estar al lado de quien está muriendo. Porque ya no habrá una próxima vez. Independientemente de la religión, si la tienes o no, en esta vida morimos sólo una vez. No hay ensayos. Puedes tener uno, dos o tres hijos, puedes casarte cinco veces, puedes hacer varias cosas varias veces, pero morir es sólo una vez. Es sólo en ese momento. El grado de presencia que es preciso desarrollar para realizar los cuidados paliativos sólo puede alcanzarse con un entrenamiento técnico comprometido, actividad física consciente para sentir tu cuerpo, terapia emocional y experiencias que ayudan a encontrar la propia paz. ¿Cómo ayudar al otro a encontrar su paz si no tenemos idea de dónde está la nuestra? Un diploma no muestra el sentido de la vida, por lo tanto nos engañamos con los certificados. La importancia que damos a nuestra vida no puede ser evaluada por el currículo de la plataforma Lattes. Si no sabemos dónde está nuestra importancia, difícilmente seremos capaces de hacer algo en la vida de alguien y, a la hora de la muerte, es posible que seamos apenas presencias incómodas.

La transformación comienza en el momento en que nos percibimos capaces de estar presentes. La persona que está muriendo no debe sentirse una carga, un estorbo, una incomodidad. Merece la oportunidad de descubrirse valiosa para quien está ahí, a su lado. Todos merecemos eso. Sentir que tenemos valor, que somos importantes, que somos amados, aunque estemos enfermos y muriendo. El reto de quien quiere estar al lado de una persona que está muriendo es saber transformar el sentimiento de esa persona en algo de valor. Transformar el sentimiento de fracaso ante la enfermedad en un sentimiento de orgullo por el coraje de enfrentar el sufrimiento de la finitud. Si la persona que está muriendo se siente valiosa, en el sentido de ser importante, de hacer una diferencia en su propia vida y sentir que hace una diferencia en la vida de quien la está cuidando, ella honrará ese momento.

Muchos justifican así su deseo de estar al lado de una persona que está muriendo: "Quiero ser voluntario para ayudar a las personas a morir; quiero hacer cuidados paliativos para ayudar a las personas a morir; quiero estudiar tanatología para ayudar a las personas a morir". Pero es todo lo contrario. Presta atención: si quieres ayudar a las personas a morir, entonces vete a buscar otra cosa. Vete a vender cigarros, alcohol, drogas. Ve a compartir la violencia y la tristeza. Eso ayuda a las personas a morir.

Para estar al lado de alguien que está muriendo, tenemos que saber cómo ayudar a esa persona a vivir hasta el día en que llegue su muerte. A pesar de que muchos eligieron vivir de un modo muerto, todos tenemos el derecho de morir vivos. Cuando llegue mi turno, quiero terminar mi vida de una forma buena: quiero estar viva ese día.

ZOMBIS EXISTENCIALES

Un tren de hierro es una cosa mecánica,
pero atraviesa la noche, la madrugada, el día,
atravesó mi vida,
se tornó sólo sentimiento.

ADÉLIA PRADO

En la terminalidad humana, es común que todos los que rodean a la persona que muere la miren como si ya estuviera muerta. Pero el mayor problema del mundo a nuestro alrededor va más lejos de la enfermedad física.

Mucha gente no está viva *de facto*, aun cuando el cuerpo funcione bien. Es una cosa terrible. Gente que enterró sus dimensiones emocional, familiar, social y espiritual. Gente que no sabe relacionarse, a la que le cuesta vivir bien, sin culpas ni miedos. Gente que prefiere no creer para no correr el riesgo de decepcionarse, sea en relación con el otro, sea en relación con Dios. Gente que no confía, no se entrega, no permite, no perdona, no bendice. Gente viva que vive de una forma muerta. Tenemos muertos caminando libres en los gimnasios, en los bares, en los almuerzos familiares de comercial de margarina, desperdiciando domingos por meses al hilo. Gente que reclama de todo y de todos. Gente que perpetúa su propio dolor embruteciéndose con drogas, alcohol o antidepresivos, intentando protegerse de la tristeza de no saberse capaz de sentir alegría.

Lo veo en los hospitales, en especial en la sala de los médicos, en la sala de café de las enfermerías, en los vestuarios. Son lugares poblados por gente muerta que anda perdida, sin encontrar sentido en cada día de trabajo. En la mayoría de los hospitales e instituciones que se denominan "servicios de salud", lo que más está presente es ese olor de gente muerta-viva. En las grandes oficinas, veo personas llenas de razón económica, política, administrativa.

Esas también se empobrecieron de vida y se enriquecieron de muerte. En un contexto en el cual las personas no pueden percibir que están vivas, el olor característico de la muerte está aún más presente. Pero donde la muerte está de verdad, la vida se manifiesta.

El desafío de hacer que una persona se sienta viva no es negar su proceso de muerte. Entonces, si deseamos estar presentes, sea trabajando, sea vivenciando la muerte de una persona que amamos mucho, los primeros retos son estos: saber quiénes somos, lo que estamos haciendo ahí y cómo haremos para que ese proceso sea lo menos doloroso posible. El paso siguiente es buscar saber cuál es nuestra capacidad de transformar la manera en que esa persona se ve a sí misma —como un fardo, una carga, un mar de miedos y arrepentimientos— en algo de valor. Si nos sentimos perdidos en medio de todo eso, observemos. En un sabio parlamento de una película muy popular, *Piratas del Caribe*, un personaje lanza luz sobre ese tenso momento: "Cuando estamos perdidos, encontramos lugares que si supiéramos dónde estaban, jamás habríamos encontrado". Aprovechemos el tiempo en que nos perdemos. Permanecer al lado de alguien que está muriendo hará que experimentemos muchas veces esa sensación de estar perdidos. No es el caso de huir. Es en ese espacio de tiempo que conoceremos caminos totalmente inéditos dentro de nosotros mismos para llegar a un lugar increíble: la vida.

TODOS LLEGAREMOS AL FIN. ¿CUÁL ES EL CAMINO MÁS DIFÍCIL HASTA ESE DÍA?

Sálvese quien pueda, porque para todas las horas siempre llega la hora.

CLARICE LISPECTOR

El tiempo es una cuestión recurrente cuando hablamos de finitud. Cuando ya no haya tiempo, ¿dará tiempo de ser feliz? Cuando una persona enferma y necesita hacer que su tiempo pare de correr para tratarse, el tiempo no pasa en segundos, minutos, horas: pasa en gotas o en comprimidos. Los intervalos se perciben entre un remedio y otro, entre una visita del médico y otra, entre un estudio y otro. Es el tiempo del suero goteando en su soporte al lado de la cama. De seis en seis horas, de ocho en ocho horas. El tiempo se dilata y no pasa.

Soy una doctora privilegiada porque trabajo en dos extremos: en un consultorio que está dentro del Hospital Israelita Albert Einstein, en São Paulo, donde conozco pacientes con buena condición socioeconómica; y en el Hospicio, ligado al Hospital de las Clínicas, también en São Paulo, donde recibo personas que pueden llegar en condiciones bastante precarias —han pasado por mis cuidados indigentes que viven en las calles. Son dos extremos en la ciudad, pero una única realidad: seres humanos enfermos que pueden estar bien cerca de la muerte. Está claro para mí que el sufrimiento humano no escoge bolsillo ni número de diplomas, sellos ni pasaportes, platos llenos o vacíos o cantidad de libros en un estante. Cuando hablamos de la expresión del sufrimiento, las cuestiones que lo motivan son exactamente las mismas. La rabia de un hijo que pelea por la herencia de su padre es la misma del que pelea con su madre por una pensión de medio salario mínimo. A pesar de la aparente diferencia social, las personas experimentan el mismo miedo al dolor, la misma soledad, el mismo amor por la vida y también la misma rabia, la misma culpa, el mismo discurso de radicalismo religioso, el mismo comportamiento.

La diferencia entre esos dos grupos de pacientes, aun recibiendo todos los cuidados posibles dentro de sus mundos, es que la persona que posee mucho dinero puede tener una experiencia mucho más árida en el proceso de morir. El hecho de tener recursos lleva a las personas a creer que pueden cambiarlo todo, que pueden recuperar la salud comprando remedios caros, profesionales caros, hospitales caros. Pero ningún dinero en el mundo nos protegerá de morir cuando llegue nuestra hora. En general, quien tuvo muchas alternativas en la vida cae en un mundo de arrepentimiento con más facilidad ante la muerte. Aquellos que en la vida sólo tuvieron una opción para escoger, la de sobrevivir, suelen llegar a su final con la plena certeza de que hicieron lo mejor que pudieron con la oportunidad que tuvieron.

En el Hospicio no teníamos privacidad, ese nombre chic que inventaron para la soledad. Nuestros cuartos eran dobles. La muerte sucede y la persona es testigo de la muerte de su compañero de cuarto. Parece mórbido, pero ella sabe que dentro de poco llegará su turno. Y la experiencia de vivenciar la muerte del vecino trae consigo la conciencia de que ese momento puede ser sereno.

Las personas que reciben cuidados paliativos en el Hospicio tienen la oportunidad de hacer su pasaje en "primera clase". En el proceso de morir, esa metáfora del "pasaje" es muy usada. En su libro *Bilhete de plataforma* [*Boleto de andén*], Derek Doyle, especialista en cuidados paliativos, relata historias reales de un médico que trabaja con personas que están al final de la vida. La expresión "boleto de andén" remite a la realidad de una estación de tren, donde unos embarcan y otros se quedan ayudando al embarque. Nosotros, las personas que cuidamos de quienes están muriendo, estamos en el andén; ayudamos a encontrar el lugar correcto y confortable, acomodamos el equipaje, checamos que todos los involucrados se despidan. Todos embarcan, pero algunos embarcan mal. Por desgracia, es muy común que las personas asocien los cuidados paliativos con eutanasia. Me llaman para evaluar a un paciente en terminalidad y sus familiares temen que yo haga todo para acabar con el sufridor. Tengo que explicarles a todos los involucrados —paciente, familia y equipo— lo que significa cuidar.

Si la persona está realmente en su fase final de vida y escribo en la prescripción que el paciente "tiene permiso para la muerte natural", la reacción llega a ser misteriosa. El enfermero viene conmigo y dice: "Entonces, doctora, ¿vamos a comenzar ya con la sedación?". Ahí tengo que comenzar todo de nuevo, desde el principio, cuando todo eran tinieblas. ¿Cómo nacen los bebés? ¿Es necesario que nazcan sedados? ¡Válgame! Para morir tampoco es necesario sedar. Nacimiento natural, parto natural, vida natural, muerte natural. ¿Difícil de entender? Sí, a veces lo es y yo tengo que dibujar. Y es mucho más fácil hacer que la familia lo entienda que el equipo de enfermería, nutricionistas, foniatras, audiólogos, fisioterapeutas y, todavía peor, los médicos. Entonces, a ti que me lees y que no eres del área de salud, te pido que perdones a esas pobres criaturas llamadas médicos, porque en la facultad no aprendemos a hablar sobre la muerte. ¡Vaya, no aprendemos ni a hablar sobre la vida! Nuestra formación es sobre la enfermedad. Somos muy buenos en eso de hablar raro, y sólo sobre enfermedades. Somos de un vocabulario y raciocinio extremadamente limitados. Ten compasión y paciencia, pues atrás de una bata blanca y de algunos números del CRM [Consejo Regional de Medicina] hay un corazón que sufre mucho también.

Comenzamos la facultad con una intención muy linda e idealista de salvar vidas, pero la vida nos muestra que la salvación va mucho más allá de tratamientos o cirugías. Lo que intentan enseñarnos en la facultad es que los buenos médicos tienen que huir de la muerte. El trabajo del médico debería ser el de promover la salud. Pero actuamos con base en el miedo: ¡hágase estudios! ¡Camine cinco veces por semana, duerma, coma bien! ¡Si no, se va a morir! Claro que vas a morir. Aunque hagas todo eso. Deberíamos advertir que, si haces todo eso, vas a vivir mejor. Y eso ya debería ser un buen motivo.

Para los médicos y profesionales de la salud es un gran desafío comprender que no hay fracaso cuando ocurre la muerte. El fracaso del médico ocurre si la persona no vive feliz cuando se trata con él. Mucha gente está curada de cáncer, pero se siente completamente infeliz estando viva. ¿Por qué pasa eso? ¿De qué sirve cuidar y controlar las enfermedades si no podemos hacer que el paciente entienda que la salud conquistada puede ser el puente para la realización de experiencias plenas de sentido en su vida? El papel más importante del médico en relación con su paciente es el de no abandonarlo.

LA DIMENSIÓN ESPIRITUAL
DEL SUFRIMIENTO HUMANO

Cuando toques a alguien, nunca toques sólo un
cuerpo: quiero decir, no olvides que estás tocando
a una persona, y que en ese cuerpo está toda la
memoria de su existencia. Y, más profundamente
aún, cuando toques un cuerpo, acuérdate que
estás tocando un Soplo, que este Soplo es el soplo
de una persona con sus escollos y dificultades y,
también, es el gran Soplo del Universo. Así,
cuando toques un cuerpo, recuerda que estás
tocando un Templo.

JEAN-YVES LELOUP

En mi día a día de trabajo con cuidados paliativos,
las personas que están muriendo y sus familias aca-

ban entrando en contacto con cuestiones muy profundas de la existencia humana, relacionadas con la espiritualidad. Para hablar de espiritualidad, primero tenemos que hacer un ejercicio de desapego de aquello que pensamos saber al respecto de ese asunto. Es casi como si nos sentáramos ante un libro sagrado que está volteado de cabeza e intentáramos leer las cosas de otra manera, haciendo un cambio mental, pues de nada sirve voltear el libro.

En el censo de 2010, 92% de los brasileños proclamó seguir alguna religión. Los que se dicen sin religión no necesariamente no creen en Dios. Sólo 0.02% de la población brasileña no declaró religión alguna; probablemente son estos los verdaderos ateos. La mayoría cree en Dios y sigue alguna religión; de hecho, buena parte tiene más de una. Ante eso, muchos juzgan y condenan al brasileño por no ser fiel a un Dios con título, sea católico, evangélico o espiritista. Pero la verdad sobre ese comportamiento "ecuménico" es que el brasileño es un ser en busca de seguridad y garantías, de algo o de un ser superior que lo proteja, lo apoye y abra su camino. Formamos parte de una cultura que cree que todo puede salir bien dependiendo de las ventajas de un determinado comportamiento religioso.

La mayor parte de las personas se dará cuenta de la importancia de su religión o de su religiosidad cuando esté conscientemente cerca de la muerte, sea por estar muy enferma, sea porque alguien de la familia está muy enfermo. Entonces esa persona se encuentra con la posibilidad de relacionarse con Dios. Desde que comencé a trabajar con cuidados paliativos, he cuidado a centenares de personas. Son muchas historias, únicas y al mismo tiempo invariablemente humanas. En todos esos años, cuidé a personas de varias religiones: católicos, evangélicos, espiritistas, además de ateos.

Hasta que llegué a trabajar en el Hospicio, donde tuve la oportunidad de cuidar a más de seiscientos pacientes en menos de cuatro años, los ateos de quienes cuidé habían tenido los procesos de muerte más serenos que yo hubiera acompañado. Eran ateos esenciales, no convertidos.

De todos, el "ateo convertido" es el ser humano en quien percibo el mayor sufrimiento espiritual ante la muerte. El ateo convertido es aquella persona que un día creyó en Dios, que incluso practicaba alguna religión; sin embargo, en algún momento, Dios no se comportó bien y perdió su credibilidad. La persona que se decepciona de Dios decide que ya no cree en nada y se convierte al ateísmo.

Los ateos esenciales muchas veces nacieron en familias de ateos o nunca lograron de hecho creer, incluso cuando eran niños. Sin embargo, tienen un grado de espiritualidad por encima del promedio. Se hacen el bien a sí mismos, al prójimo y a la naturaleza, y practican ese bien con tanto respeto que es imposible no encantarse con su calidad humana. Como no creen en un Dios salvador, hacen su parte para salvar la propia vida y la vida del planeta en el que viven.

Los ateos que acompaño en el consultorio enfermaron, tuvieron cáncer, hicieron quimioterapia, radioterapia, cirugías, pasaron muy cerca de la muerte o tuvieron familiares gravemente enfermos; sin embargo, presentaron el menor grado de sufrimiento espiritual. Para desesperación de los religiosos fundamentalistas, Dios es lo bastante grandioso como para protegerlos de su ira. Ellos pasaron por todo el proceso de una manera íntegra, de manera serena. Y eso genera mucha inquietud entre quienes creen que necesitan a Dios para morir bien o, mejor, para estar protegidos de la muerte. Ninguna religión puede impedir la presencia de la muerte. Ningún Dios, católico, evangélico o de cualquier otra religión, puede impedir que el cuerpo humano se acabe. Cuando hablo de espiritualidad a audiencias religiosamente hostiles, la indignación es clara: "¿Cómo puede ser? ¿Cómo pueden las personas morir bien sin creer en Dios?".

En el Hospicio, tuve la oportunidad de presenciar procesos de muerte en personas profundamente religiosas que también se fueron con mucha serenidad. Entonces entendí muchas cosas sobre eso. La religión puede ser una comorbilidad grave, hasta perversa, o una herramienta de curación muy profunda y eficaz.

En un artículo científico del área de neurociencias publicado en 2011, me llamó mucho la atención la descripción de un área cerebral llamada "pensamiento de Dios". Con el título original de "¿Cuál es el precio de su alma?", la investigación evaluó el cerebro con resonancia magnética funcional (una prueba de imagen que muestra la actividad de las neuronas mientras están recibiendo determinados estímulos externos/internos). En ese estudio, los individuos eran evaluados en el momento en que se exponían a ideas o pensamientos que podrían considerarse sagrados; entonces se registraba qué área del cerebro correspondía al estímulo de la frase. En un segundo momento de la investigación, se hacía una propuesta en dinero para que el individuo cambiara de opinión.

En la primera fase, se identificaron básicamente dos áreas importantes: una relacionada con un proceso de evaluación de costo-beneficio; la otra, con valores deontológicos sobre correcto y equivocado. Cuando, expuesto a la idea de algo considerado sagrado, se encendía el área de correcto y equivocado, la opción del individuo de cambiar de idea ante una propuesta financiera era significativamente menos que cuando el área estimulada era la de costo-beneficio. O sea, si lo que es sagrado para el individuo fuera puesto como beneficio, entonces tiene precio. Y, dependiendo de lo que está en juego (la vida de un hijo, por ejemplo), ni Dios puede pagar.

El área llamada "pensamiento de Dios" es una región cerebral que entra en actividad cuando se estimula a la persona a hablar sobre Dios. Entonces, cuando decimos que Dios castiga a quienes no le obedecen, el mensaje es que nosotros los castigaríamos si fuéramos Dios. Es preciso tener mucho cuidado con las "palabras" de Dios recitadas por los hombres, pues dicen mucho más sobre quien las pronuncia que sobre Dios. La verdadera respuesta de lo sagrado es la que no puede ser cambiada, aunque Dios no obedezca.

El artículo también discutía cómo los valores considerados sagrados pueden cambiar dependiendo de lo que las personas creen que otros piensan sobre eso. Pondero entonces que hacer el bien porque se ve bien es una práctica común entre las personas que se dicen religiosas. Les gusta mostrar qué caritativas y generosas son, y adoran recibir elogios a sus actitudes "bondadosas". Ese comportamiento entra en la categoría de costo-beneficio, siendo el beneficio algo que pertenece a la esfera de la aprobación social.

Hay también quien hace el bien para quedar bien. Los beneficios que podrán adquirirse en otra vida hacen que las personas quieran hacer el bien. Esta actitud también entra en la balanza de las ventajas. Eso no es sagrado, es negocio. Sagrado es aquello que hacemos y en lo que creemos, aunque no recibamos ninguna ventaja por eso, aunque salgamos perjudicados. La integridad es la medida de las cosas en que creemos y que expresamos. Quien piensa y siente diferente de lo que dice y hace es un ser en desintegración.

La integridad de cada uno está alineada con lo que pensamos y busca la compatibilidad con lo que decimos y hacemos. Aunque estemos en un momento en que realizar eso plenamente todavía no sea posible, quien está en ese proceso de alineación está entero. Pienso en la espiritualidad como en un eje que hace que yo me mueva en relación conmigo misma, con mi vida, en relación con el otro, en relación con la sociedad, con el Universo, con la naturaleza y con Dios. El drama de la religión reside en la relación con el otro y con Dios. Los juicios y las condenaciones agregan a ese eje elementos tóxicos que bloquean el flujo natural del Bien Mayor.

Al hablar sobre religión, las personas siempre están en busca de la verdad. He estudiado muchas religiones a causa de mi trabajo y entendí que existen aquellas que creen en Dios y aquellas que no creen en él. Los budistas y los jainistas no creen en Dios. Creen en lo divino, en lo sagrado, pero no existe un creador, un tipo genial que planeó todo e implantó el proyecto de los Universos. En busca de la verdad, encontramos a muchas personas que vivencian la religión y la relación con Dios. Porque, una vez que hemos establecido como verdad que existe un Dios, el siguiente paso es establecer una relación con Él. Cada religión tendrá una *química* para esa gran empresa llamada "relación con Dios", con sus normas, reglas de comportamiento, prácticas, textos, *scripts*, que van a regir a un grupo de religiosos considerado "especial", y que se hacen llamar "elegidos". El ser humano tiene ese extraño hábito de buscar espacios donde se sienta diferente, si es posible superior en relación con los demás. Y la religión favorece esa percepción de ser elegido, de ser favorecido, de ser merecedor, de ser segregado positivamente del resto de la humanidad, de la cual discordamos.

En esa condición de favorecimiento, las personas pueden presentar una especie de obsesión por un conocimiento proporcionado por mensajeros. Las lecturas compulsivas, los cursos interminables, los procesos de iniciación y los retiros torturadores llevan, cada vez más, a un estado de ceguera con respecto a lo que es en verdad sagrado. Quienes se dedican más a esos procesos de conocimiento, de expansión "cognitiva" de la religión, alcanzan cargos elevados en su grupo y se reconocen como mensajeros o sacerdotes. Ellos se colocan como intermediarios en la negociación de nuestra conversación con Dios, "espiritualmente" hablando. Pensamos que nuestro entendimiento es limitado, entonces buscamos una versión que nos gustaría que fuera la verdad. ¿Me explicas la verdad?

El problema es que la verdad no es un concepto. La verdad es una experiencia. Sólo conseguimos entrar en contacto con la verdad "espiritual" cuando trascendemos, cuando "experimentamos" la verdad. No tiene el menor sentido decir: "¡Yo creo en Dios!". Cuando el individuo tuvo la experiencia de Dios, dice: "Yo sé que Dios existe". Raciocinio práctico: no necesito decir que creo que el sol nace todos los días. Yo SÉ que el sol nace todos los días. No hay ninguna duda dentro de mí a ese respecto.

Las personas que conocen la verdad en relación con la espiritualidad viven esa experiencia de trascender; no es necesario probar nada y es imposible de explicar. No hay necesidad de convencer a nadie. Y esas personas no se sienten agredidas si alguien duda de ellas. Cuando comenzamos a discutir la religión por el nivel conceptual de la verdad, ahí tiene sentido pelear, pues hablamos de reglas, normas, políticas, comportamientos, ventajas y desventajas, costo y beneficio.

De ahí partimos al segundo tipo de relación que se puede tener con Dios: la relación de poder. Las personas quieren mandar en Dios. Quieren seducirlo a cambiar de idea. Lo adulan, negocian, hacen sacrificios. Como si Dios fuera de un sadismo absurdo, deseando que las personas recorran kilómetros arrodilladas, sangrando, para conseguir algo de felicidad. Y cuando Dios no se comporta conforme a lo esperado, sobreviene la sensación de traición, de abandono, de castigo. Las entrelíneas de la oración de quien negocia favores con Dios podrían ser así: "Mira bien, tengo cáncer, pero sería excelente si quedara curado. Creo que tú darías en el blanco si hicieras lo que te pido, vas a quedar súper bien con mi familia y con mis amigos. Prometo que imprimo unas estampitas para distribuirlas en la calle y contar lo que hiciste. Yo voy a pedir, tú vas a escuchar y sólo mira: ¡cuánta gente va a creer en ti si cumples con tu parte! Bueno, sólo estoy sugiriendo. Porque tú sabes que yo hago todo lo que tú me mandas". E insisten en esa tonta conversación.

A veces la gente piensa que Dios es sordo y demente también. Hay gente que grita, que repite locamente la misma oración cientos de veces. Cuando pensamos así, estamos accediendo al área del cerebro que se llama de "pensamiento de Dios". Que es mayor o menor, dependiendo de la falta de crítica de cada uno. Si no tenemos mucha crítica, acabaremos metiéndonos en decisiones que no están a nuestra altura.

Cuando se trata de fe, las religiones dicen cosas muy diferentes. Tener fe es distinto que creer; eso lo aprendí con un paciente muy sabio, tan sabio que después de vivir una relación desastrosa con la familia, se fue a vivir a las calles. Las relaciones con los amigos son mejores que las que cultivamos en la familia. Yo le pregunté: "Francisco, ¿tú crees en Dios?". La respuesta: "Yo no creo en Dios, en Dios yo tengo fe". Yo hice cara de "¿Qué?" y él preguntó: "¿Entendiste?". Yo no había entendido nada. Y él me salvó: "Creer, podemos creer en todo. Yo creo en el demonio, creo en las brujas, pero fe, sólo la tengo en Dios".

Para mí, ese momento fue una epifanía. Creemos en algo, cualquier cosa. La fe presupone una entrega. Si tenemos fe en Dios, la fe de que él hará lo mejor por nosotros, no importa lo que pase, tendremos la certeza de que fue lo mejor que podía suceder. Aunque haya acontecido la enfermedad, el sufrimiento y la muerte, o la cura. Fue lo mejor. Cuando creemos que Dios nos va a curar, nos convencemos de que la mejor solución para ese proceso es que seamos curados. Cuando tenemos fe, nos ponemos en una condición de ser cuidados, de ser protegidos, de entregarnos a la suerte de tener un Dios, el Dios correcto para nosotros. Ese que nos puede llevar a nuestro destino. A lo que debe ser vivido. Al verdadero sentido de decir: "Hágase tu voluntad".

Al reflexionar sobre ese proceso de fe como entrega, percibimos que hay muy pocas personas religiosas. Rarísimas personas. La experiencia espiritual es una verdad experimentada, no es una verdad conceptual. Podemos tener una experiencia de trascendencia independientemente de la religión que abrazamos o no. La trascendencia, para mí, es un sentimiento intenso de pertenecer, de volverse "uno" con aquello que nos despierta ese sentimiento. Ese mar, esa puesta de sol, ese abrazo del ser amado, sólo estarán completos porque estoy ahí y pertenezco a ese momento; soy parte de ese mar, de esa luz, de ese cielo, de esa brisa. Ya no existe el "yo pasado" ni el "yo futuro"; *soy* ese momento, ese instante presente. A la hora en que nos separamos de ese sentimiento, *estamos* diferentes, transformados.

El fin de la vida es una experiencia que tiene el gran poder de la trascendencia.

La experiencia de trascender es siempre sagrada. Es como experimentar el agua del mar: en cualquier parte del planeta, siempre será salada. Y siempre que experimentemos la trascendencia, será sagrada. Siempre. Si fuera posible entrar en una máquina de resonancia funcional en el momento de la trascendencia, podríamos tener la certeza: el área de nuestro cerebro que se encendería sería la de lo sagrado, de lo que es valioso, de lo que es bueno y verdadero para nosotros.

No sé si es correcto decir que deberíamos cuestionar lo que es sagrado para nosotros, lo que es Dios para nosotros. Preguntarnos a nosotros mismos qué es Dios es muy peligroso, pero eso vendrá cuando estemos ante la muerte —la nuestra o la de alguien que amamos mucho—. Entonces, vale la pena prepararse para esa evaluación final de la fe. ¿Cómo está tu fe a la hora de vivir tus momentos finales y reconocer que tu misión terminó? El sufrimiento puede ser el gatillo de tu transformación como ser humano. Puede ser un momento de percibir una versión totalmente nueva de Dios. Si pensamos que cada uno de nosotros, internamente, tiene un reino de Dios, cada uno de nosotros tiene una versión inédita, personal, de lo divino. Y cuando creemos que lo sabemos todo sobre lo divino y sagrado y nos ponemos ante una persona que está muriendo, ese Dios que vive dentro de nosotros nos mostrará, en verdad, qué es lo divino y qué es lo sagrado dentro de nosotros.

Lo más peligroso, sin embargo, es cuando pensamos tener la seguridad de saber lo que es mejor en relación con la religión y, con eso, interrumpimos el flujo de relación con el paciente basándonos en nuestra perspectiva religiosa. Eso es un desastre. Sería mucho mejor si todos los profesionales que trabajan con cuidados paliativos fueran simplemente ateos esenciales. Porque el ateo puro tiene, cuando menos, una curiosidad antropológica con respecto a la creencia del otro. El ateo verdadero, el ateo de cuna, es un sujeto de paz, que respeta la opinión y la creencia de cualquiera. No juzga. Es curioso. Los ateos convertidos no; son fundamentalistas como cualquier religioso y libran guerras para probar que Dios no existe. Entonces entiendo al ateo convertido como una religión, también. Una religión que quiere probar que Dios no existe.

Los profesionales de la salud que desean convertir al paciente a su propia religión pueden ser peligrosos. Cuando se convencen de que el paciente sufre por no haber escogido el camino que juzgan ser el correcto, se declaran incapaces de comprender la grandeza del camino elegido. Siempre hay alguien que piensa o dice que ese paciente está muriendo porque no aceptó a Jesús en su corazón. Y cuando piensa o dice eso, asume que ese Jesús tampoco entró en su corazón, pues si lo hubiera hecho, jamás actuaría así con alguien que sufre ante su propia muerte. Jesús, Buda, pensemos en cualquier gurú o líder espiritual: todos murieron. La Muerte es un acto sagrado.

La disponibilidad de aceptar o intentar desvelar el entendimiento del otro representa el gran desafío de cuidar de la espiritualidad. Por eso digo que, para cuidar de alguien que está muriendo, es preciso liberarnos de nuestro conocimiento, de nuestros prejuicios.

No hay un camino que todos deban recorrer, pues cada persona que pasa delante de nosotros es un nuevo modelo de vida, un nuevo universo. Ese universo es algo tan grandioso, y al mismo tiempo tan único y complejo, que expone nuestra pequeñez. Cuando ayudamos a las personas alrededor del paciente, especialmente a los familiares, a percibir cuán grandioso es el proceso de morir, todo queda muy claro y fluye mejor. Es posible entregarse al flujo de ese río que va en dirección al mar con tranquilidad, sin dudas, sin correr o acelerar, sin nadar contra la corriente de nosotros mismos. Acompañamos el ritmo de la persona que parte. En esa interacción verdaderamente humana, la religión es, en su esencia, un camino maravilloso que se conecta con algo sagrado dentro de ti. Tal vez Dios no esté en el otro o dentro de ti. Tal vez de verdad sea que todos estamos "dentro" de Dios.

A lo largo de ese tiempo cuidando de tantas personas increíbles, me di cuenta de que lo que hace girar a ese eje de espiritualidad dentro de cada uno de nosotros es el Amor y la Verdad que vivimos con integridad. El Amor que sentimos, pensamos, decimos y vivimos. La Verdad que sentimos, pensamos, decimos y vivimos. No importa cuál sea nuestra religión, no importa si creemos en Dios o no. Si nuestra espiritualidad está sobre una base de Amor y Verdad, vivenciados y no solamente conceptuados, no importa el camino que escojamos, la vida estará bien. Siempre.

ARREPENTIMIENTOS

Dejamos en suspenso nuestras
incredulidades, y no fuimos los únicos.

NEIL PEART

Mirar hacia atrás ante la finitud es lo que trae más inquietud. Ante la conciencia de la muerte, miramos la vida que tuvimos hasta ese momento y repensamos nuestras decisiones. Llega ese momento en que pensamos: "¿Habré venido por el camino correcto? Si yo hubiera dado la vuelta, ¿habría sido más rico y la muerte se habría tardado más en llegar?".

La primera pregunta que nos hacemos cuando nos vemos confrontados con la finitud es: ¿había alguna forma de no estar ahí? Vienen a nuestra mente ideas como "¡Ah, si yo no hubiera fumado, no tendría cáncer de pulmón!"; "¡Si no hubiera manejado ebrio, no estaría aquí!"; "¡Si hubiera vivido de una manera más saludable ahora no tendría las coronarias obstruidas!"; "¡Si no hubiera nacido en esa familia no tendría esta enfermedad!". Cuando tenemos tiempo, podemos tomar una nueva decisión, pues el arrepentimiento presupone que todavía es posible tomar un retorno y seguir adelante por el camino que ahora consideramos el correcto. Pero cuando no tenemos tiempo, el arrepentimiento es clásico: nos equivocamos y estamos condenados. Olvidamos que cuando hicimos esa elección (que hoy juzgamos errada), ni siquiera nos dimos cuenta de que estábamos yendo por el lado equivocado.

En el libro *Antes de partir: una vida transformada por la convivencia con personas que están ante la muerte*, la enfermera australiana Bronnie Ware relata su experiencia con pacientes en la fase final de la vida, conocidos como "pacientes terminales". En sus visitas a domicilio, ella comenzó a darse cuenta de que, en las conversaciones que tuvo con personas que estaban al borde de la muerte, había algunos discursos recurrentes ligados al arrepentimiento. Bronnie describe los cinco mayores arrepentimientos de las personas antes de morir, y es muy precisa en su descripción: yo veo lo mismo en mi día a día con mis pacientes.

El primero de esos arrepentimientos es: "Me gustaría haber priorizado mis decisiones en vez de haber tomado decisiones para agradar a los demás". Mucha gente se arrepiente de eso y cuando la muerte se aproxima, al hacer el balance de una vida desperdiciada, quiere de vuelta el tiempo que entregó al otro, ese tiempo en que hizo cosas que creía serían buenas para el otro. Sólo que nadie le pidió nada; la persona lo hizo porque quiso. Por los motivos más nobles o más egoístas posibles.

Casi siempre, cuando hacemos algo para agradar a alguien, lo hacemos porque creemos que, así, contribuimos a la felicidad de esa persona. En las entrelíneas, son elecciones hechas para validar nuestra importancia en la vida de ese alguien. Sin embargo, pensemos: usar nuestro tiempo de vida para volvernos importantes en la vida de otra persona es elegir un camino muy torcido para existir. Si podemos ser nosotros mismos, y eso hace que seamos amados sólo por lo que somos, eso es felicidad, es completitud. Sin embargo, si tenemos que convertirnos en otra persona para considerarnos amados, algo está mal. Es casi seguro que nos arrepentiremos; no podemos ser aquello que representamos para el otro. Es un camino muy peligroso.

Volviendo a la situación de acompañar a alguien en el momento de la muerte, es fundamental entender esto: la persona no está muriendo para que nosotros nos sintamos útiles. No es ese el propósito. No está ahí para darnos la certeza de que servimos para algo. Estar al lado de alguien que está muriendo es mucho más grande que nuestra existencia. Nuestra existencia existe para que existamos; es tan simple como respirar. Sólo que, a lo largo de la vida, "tercerizamos" a los beneficiarios de nuestras decisiones ofreciéndolas a personas que no pidieron esa decisión. Por ejemplo: "Ah, entonces voy a trabajar mucho porque quiero darle lo mejor a mis hijos"; "No voy a comer, no voy a dormir: voy a trabajar de sol a sol para pagar una escuela muy cara, para que ellos puedan ser médicos, ingenieros, abogados". Pero el hijo quiere ser artista; quiere viajar y conocer el mundo. No le damos valor a las decisiones que nuestros hijos puedan tomar, ni creemos en su capacidad de tomarlas con discernimiento. No hablamos con ellos ni buscamos caminos que puedan construir hacia una elección más verdadera. Cuando ellos deciden algo diferente a lo que imaginamos, nuestra frustración se manifiesta con indignación: "¿Cómo es posible? ¡Yo me sacrifiqué tanto por ti! ¡Qué ingrato!".

Tuve la oportunidad de cuidar a una señora con demencia avanzada que había pasado más de veinte años en la cama, dependiendo de los cuidados de su hija. La hija gritaba que la madre no podía morir: "¡Yo di mi vida por ella! Cuando tenía veinte años, tenía la boda organizada, las invitaciones distribuidas, la iglesia lista, todo pagado, y ella me dijo: '¿Me vas a abandonar? ¿A mí, que estoy enferma y vieja?'". Y esa hija abandonó todo. Canceló la boda, dejó de estudiar, todo para encargarse de su madre. Y así pasaron treinta y cinco años. Esa mujer se preguntaba: ¿cómo se atrevía su madre a morir, después de haberle ofrecido la mejor parte de su vida? ¿Qué derecho tenía de morir? Claro que, para ella, la madre no podía morir. Desesperada, esa hija me pedía: "Trátela, dele morfina, ¡ella no puede morir! Intúbela, hágale de todo, porque ella no puede morir. Mi vida depende de eso".

Esa es una historia dramática, un extremo del sufrimiento. Cuando la madre exigió a la hija que abandonara su propia vida, la hija no supo decir que podría cuidar de ella de otra forma. Aceptó el chantaje y se arrepintió. Pero el arrepentimiento llegó demasiado tarde y se convirtió en un lamento. Ya no había vuelta atrás.

¿Cuántas veces no interpretamos pedidos semejantes, aunque no con ese grado de dramatismo, y dejamos de vivir nuestra vida por la expectativa que alguien tiene sobre nosotros? La verdad es que coleccionamos momentos en que tomamos decisiones para agradar a otras personas. Y, al final, tendremos que hacer el balance de esas decisiones.

Algo bastante frecuente en los hospitales y clínicas de ancianos es la severa crítica al "abandono" de las personas en su lecho de muerte. Pero es muy importante no hacer juicios precipitados sobre la soledad de los pacientes dentro de los hospitales. Muchas personas piensan que alguien que tiene cáncer o pasó de los sesenta años se volvió de repente un santo, digno de ser idolatrado y amado por la familia entera. La vida no funciona así. Cultivamos la calidad de nuestras relaciones, y ese cultivo determinará si vamos a disfrutar de buenas compañías al final de la vida o si nos quedaremos solos. ¿Cuál es la verdadera historia detrás de cada abandono? ¿Quién es esa persona que está en el hospital? ¿Quiénes seremos nosotros en el hospital? ¿Seremos un inmenso pozo vacío que sólo dio, dio, dio y nunca recibió nada a cambio? Si en la vida fuimos un pozo vacío, vacío continuará a las puertas de la muerte. Será muy difícil reconstruir relaciones y vivir historias con sentido después de un camino tan largo, tan difícil, recorrido de forma tan concretamente cruel.

Puede ser que al final sea posible construir una relación con los profesionales de la salud. Muchos mueren recibiendo amor de las personas que les cuidan. Es bastante común que, en la cama de un hospital, personas que fueron consideradas difíciles a lo largo de toda la vida acaben creando vínculos bellísimos con nosotros, los cuidadores y profesionales de cuidados paliativos.

Aun así, en el momento en que alguien que está en su lecho de muerte se da cuenta de que tomó decisiones para hacer felices a otras personas que nada pidieron y que, peor, no quedaron satisfechos

con las decisiones que les ofreció, viene el arrepentimiento y duele demasiado. Es un dolor que ninguna cantidad de morfina puede aplacar.

SENTIMIENTOS SIN MÁSCARAS

El amor me hiere ahí bajo el brazo,
en el hueco entre las costillas.
Alcanza mi corazón por esta vía inclinada.
Pongo al amor en el mortero con cenizas
y grano morado y golpeo. Lo macero,
hago de él cataplasma
y lo pongo sobre la herida.

ADÉLIA PRADO

Otro arrepentimiento que la enfermera Bronnie Ware menciona en su libro, y que veo en mi práctica cotidiana, habla sobre demostrar los sentimientos. Bronnie habla de "amor" específicamente, pero yo extiendo esa definición hacia los sentimientos en general, aun aquellos considerados malos.

Somos criados y educados para controlar la expresión de nuestros sentimientos. Para eso, usamos máscaras y disfraces. Para ser aceptados, escuchados y comprendidos, nos volvemos capaces de esconder mucho de lo que sentimos. Creemos que ocultar los sentimientos puede protegernos. A lo largo de nuestra vida, en la convivencia con el otro, sentimos mucho dolor; por eso creamos estrategias para defendernos del próximo sufrimiento. "Hice eso y salí lastimado" y "No quiero que eso vuelva a pasar" son pensamientos recurrentes que todos tenemos.

Tontamente, actuamos como si todas las personas que pasan por nuestro camino fueran clones de la primera que nos lastimó. Tenemos la tendencia a creer que todo el mundo es igual. Hay quien piensa que el mundo entero está recibiendo un pago para hacerle mal. No es eso. Ni siquiera nuestro enemigo dedicaría la vida a esa misión. Todos queremos ser felices. Incluso las personas que nos hacen daño desean lo mismo que nosotros: una vida feliz, plena de realizaciones. Esa, tal vez, sea la mayor liberación que me trajo la filosofía budista: comprender que todos quieren ser felices. Los peores y los mejores seres humanos tienen ese deseo en común conmigo. Aprendí que nadie en el mundo nació sólo para hacerme infeliz.

Cuando tenemos miedo de la exposición, no decimos lo que sentimos; nos ponemos la máscara. A lo largo de la vida, coleccionamos máscaras y usamos las que más se adaptan a nuestro estilo. Si queremos ser aceptados, usamos la máscara de "buenitos", de solícitos; siempre estamos listos para ayudar, todos pueden contar con nosotros. Somos adorados.

Entonces llega el momento en que nos quitamos la máscara y todo el mundo nos ve. Estamos desnudos de cuerpo y alma. Si fuimos buenos para agradar, entonces habrá llegado la hora de entender que tendremos que ser buenos de verdad para enfrentar la soledad del final de la vida. De alguna forma, la verdad siempre aparece a lo largo de nuestras relaciones; aunque nosotros mismos no percibamos que estamos siendo falsos, la otra persona termina por darse cuenta. En ese momento nos quedamos solos. Existen muchas historias así en el hospital, historias de personas que ayudaron a mucha gente y que ahora están ahí, solas. Pero ellas ayudaron con un único objetivo: el de sentirse seguras. No construyeron relaciones.

La búsqueda de la seguridad dentro del afecto es un agujero negro. Es posible encontrar de todo ahí, menos el afecto verdadero. Usamos la máscara de las buenas relaciones y, a fin de cuentas, lo que encontramos es la contraportada de nuestra marca. No demostrar afecto como estrategia de defensa trae arrepentimiento, porque vivimos experiencias y sentimientos muy intensos internamente —y nos mantuvimos presos dentro de nosotros mismos. Privamos al otro de compartir nuestros grandes volcanes de transformación, ignorando la verdad de que es el encuentro el que nos transforma. El encuentro con las propias expectativas, con las propias reflexiones, con los libros de autoayuda, las revelaciones que llegan a nosotros durante una conferencia, de nada sirven si no hay un intercambio con el otro.

El mundo interior no tiene un potencial tan grande de transformación. Lo que tiene ese potencial es el encuentro verdadero con el otro, porque de otro ser humano recibimos tal vez las llaves de algunas puertas que están cerradas dentro de nosotros; puertas que guardan grandes revelaciones y secretos sobre nosotros. Yo puedo tener la llave para abrir tu corazón. Puedo tener la llave que abre el compartimento de la rabia. Cuando tú me ves, sólo piensas cuán insoportable soy. Así, no es agradable encontrarme, porque sientes rabia.

De la misma forma, hay personas que abren espacios dentro de nosotros, revelando el amor, la paz, la alegría. Todas esas emociones habitan ya en nuestro corazón; no puedo llevarme nada que tú no tengas ya. Muchos autores, escritores, pensadores, han dicho eso, pero lo más increíble es cuando sucede ante nuestros ojos, ante nuestro corazón. Puedo llevarme algo que tú aún no sabes que tienes, porque tengo la llave. Yo y otro ser humano. Pero alguien fuera de ti, fuera de nosotros mismos.

Para mí, eso queda muy claro en esos encuentros con la muerte de alguien a quien cuido. Todos tenemos, dentro de nosotros, la esencia de la conciencia a través de la muerte. Si logro abrir la puerta correcta, todos encontrarán lo mismo que yo. Es la expresión del afecto lo que transforma, y nos sentimos llenos de vida si somos instrumento de transformación. No importa si esos afectos son buenos o no: juzgar el valor de lo que sentimos, decirnos a nosotros mismos "Es bueno sentir eso" o "No es bueno sentir eso", puede ser muy peligroso en los momentos finales.

"¡¿Debo rogar por la muerte de mi madre?!", "¡¿Puedo sentir odio por mi padre?!", "Quiero que esa persona, a la que debería amar tanto, muera". Son emociones que brotan espontáneamente, sin control, y por medio del pensamiento intentamos seleccionar y decidir en conciencia si son buenas o malas. Si podemos o no sentirlas. Entonces creemos que demostrar afecto es bueno y válido, lindo y simpático, y demostrar un mal afecto no es válido ni lindo ni simpático. Sólo que, muchas veces, es por medio del mal afecto que la transformación realmente se da. No siempre alcanzamos a las personas o somos alcanzados por el suave camino de la alegría. No estoy diciendo que el sufrimiento es el único camino, pero es muy posible que él tenga la capacidad indiscutible de transformar.

Los grandes dramas humanos son muy semejantes: "Estoy ofendido con la mayor parte de las personas aquí, pero nadie lo sabe" es uno de ellos. "Tengo mucha rabia contigo, pero no te lo voy a decir" es otro. "No quiero hablar porque no puedo, no lidio bien con el conflicto" es igualmente común. Cuando no demostramos el afecto, queda guardado dentro de nosotros. La energía del afecto no se evapora, especialmente cuando ese sentimiento parte de relaciones cercanas. El proceso de intentar curar los malos sentimientos, de hacer una especie de reciclaje interno, genera residuos tóxicos, y muchas veces no nos damos cuenta de eso. El tratamiento más curativo que existe es la expresión honesta de lo que sentimos.

También es necesario entender que tener enemigos no es del todo malo. A veces es por medio de ellos que encontramos la fuerza y el coraje para superar obstáculos. Nuestros amigos nos aman como somos. Creemos que les daremos a nuestros amigos lo mejor de nosotros pero, muchas veces, son los enemigos quienes exigen lo mejor. Queremos ser más felices, tener más éxito, más fuerza, más todo. Ante nuestros enemigos tenemos que demostrar una fuerza increíble. Las situaciones de conflicto nos ponen de cara a sentimientos difíciles y a personas que, aparentemente, nos causan daño. Esas confrontaciones pueden ser una gran fuente de transformación, el impulso para descubrir la potencia que tenemos dentro de nosotros. No me refiero a la venganza, sino a una capacidad de apropiarnos de nuestra fuerza interior.

Incluso cuando demostramos un afecto con el cual es difícil lidiar, ofrecemos a la persona que está al otro lado del ring la oportunidad de transformarse también. Lo más bonito es que, al actuar así, también nos abrimos a la transformación. Sintiendo el dolor, podemos curar el alma encerrada dentro del resentimiento. Sólo quien sobrevivió tiene cicatrices; quien dejó la herida abierta, murió mal. Llegará al final del camino, frente al muro final, arrepentido por no haber demostrado afecto por las personas que pueden haber partido antes —la madre, el hijo, la esposa—. Las oportunidades que perdemos de demostrar lo que sentimos de verdad llegan con toda su fuerza al final de la vida. Pero si todavía hay tiempo para demostrar ese afecto, si hacemos eso… ¡ah, es lindo vivir esa experiencia!

TRABAJAR PARA VIVIR, VIVIR PARA TRABAJAR

Y si no sabéis trabajar con amor sino con desagrado, mejor sería que dejarais el trabajo y os sentarais a la puerta del templo a pedir limosna a quienes trabajan con alegría.

GIBRAN KHALIL GIBRAN

Otro arrepentimiento habla respecto a haber trabajado mucho.

Si tenemos un trabajo que nos ofrece la oportunidad de dejar este mundo mejor, aunque sea un poquito y sólo para algunas personas; si nos involucramos en ese trabajo con verdadera energía de transformación y nos realizamos, encontramos sentido en el flujo que escogemos, aunque implique trabajar mucho.

Todos pensamos en la vida como un tiempo de realizaciones. Existen personas para quienes vivir es poseer bienes. Trabajan locamente para tener, para acumular. Acumulan no sólo bienes materiales, sino también penurias y crisis. Pueden tener muchas cosas, incluso problemas. Sin embargo, lo que causa el verdadero arrepentimiento es necesitar máscaras para sobrevivir en el ambiente profesional. Cuando existe una diferencia entre quienes somos en la vida personal y quienes somos en el trabajo, estamos en apuros. Miramos esa escena de nosotros mismos trabajando y no nos reconocemos. Pero encontramos una justificación: "Esa persona allá en el trabajo es otro ser, que está ahí para hacer ese servicio; yo soy otra persona". Estamos lejos, y no ahí dentro de esa bata blanca, de ese traje, de esa corbata, de esos zapatos.

Si sólo sabemos ser nosotros mismos calzando pantuflas, entonces pongamos los pies en la tierra antes de que sea tarde y ya no sepamos la diferencia entre nuestra piel y la suela del zapato.

No sólo quienes trabajan de traje y corbata, vestido elegante, uniforme de la empresa o bata blanca son infelices. Hay mucha gente que trabaja con el arte, con un mundo lúdico, e incluso así es totalmente infeliz. Juzgamos el trabajo del otro, pero la verdad es que cada uno sabe el peso del bulto que carga. Hay gente que piensa que la vida del otro es mejor, pero no siempre lo es. Cuando aceptamos que nuestro trabajo se distancie de nuestra esencia, tenemos la sensación de tiempo desperdiciado, principalmente si preferimos nuestra esencia a nuestro trabajo.

Pero también existe riesgo cuando nos gusta más ser esa persona del trabajo, especialmente si sólo logramos pensar en nosotros mismos como alguien porque trabajamos. Esas personas pueden ser increíbles en la carrera, pero en la vida personal son un desastre. Cuando se jubilan, es como si murieran. Desempeñan su papel de manera mucho más fluida dentro del ambiente de trabajo que en su propia vida.

Eso sucede con mucha frecuencia entre los profesionales de la salud. Muchas veces son completamente infelices en su vida personal porque trabajan en el área de la salud. Aunque sigan al pie de la letra la recomendación universal de hacer por el otro lo que quieren que hagan por ellos, muchas veces hay algo enfermizo en el acto de cuidar, de darse y ser útil. Hacen por el otro lo que no logran hacer por sí mismos. Y esa es una regla muy mala.

Cuántas veces escuchamos comentarios así en ese medio: "En mi trabajo una madre perdió a su hijo. ¿Por qué voy a reclamar de mi vida? La de ella es mucho peor que la mía". El profesional de la salud que se pone en la posición de salvador, de cuidador, aunque sea voluntario, sólo *entrega* algo al otro. No *encuentra* al otro. Existe una barrera en la relación genuina. Él está presente en la vida del paciente, pero usa una máscara de hada madrina: solamente da y no se permite recibir. Con eso, pierde la oportunidad de encontrarse verdaderamente con la persona a quien está cuidando, y al final del día, se siente agotado.

Pero cuando el profesional de la salud realiza ese trabajo con presencia real y se abre a la posibilidad de intercambio de aprendizaje, de transformación, se siente renovado al final del día. A veces termino mi día cansada; salgo de casa a las seis de la mañana y casi siempre regreso después de las veintitrés horas. Pero mi energía tiende a mantenerse alta siempre. Y siempre estoy entera. Quedo físicamente cansada, como toda la gente que atraviesa la ciudad de São Paulo —en las horas de tránsito, la tensión redoblada por el temor a la violencia—, pero cuidar, trabajar, hacer algo por el otro y permanecer disponible para ser transformada nunca me cansa. Claro, algunos días no estoy para abrirme. En esos días en que se impone alguna cuestión personal, soy la primera en reconocer las señales y cierro la agenda. Si no puedo estar *presente* junto al otro, si necesito momentos para conectarme conmigo misma, quedo en paz con esa decisión. Hago terapia, meditación, arte y poesía: cualquier actividad que me pueda conectar con la esencia de lo que soy me enseña y me trae la plena certeza de que el mundo gira a pesar de que yo no lo esté empujando. Ese es un desafío para el cuidador, que piensa que las cosas sólo saldrán bien si él está controlándolas. Esas personas, cuando se acercan a la muerte, sienten que la vida les debe.

La cuestión del trabajo permea esa crisis, ¿pero por qué al final? ¿Cuánto tiempo de nuestra vida pasamos en el trabajo? La mayor parte de nosotros pasa cuando menos ocho horas trabajando, cerca de 30% de nuestro tiempo, sin hablar del tiempo en que buscamos actividades para intentar mejorar el desempeño en el trabajo. Meditamos para tener más atención, hacemos más ejercicios físicos para sentirnos mejor, y todo eso para trabajar más. El camino puede ser el correcto, pero el motivo para recorrerlo puede estar equivocado.

Hacer el bien para ser feliz en la vida es distinto a hacer el bien para quedar bien en el trabajo. Si elegimos el autocuidado no por el placer de recibir un masaje, sino para no tener dolor de espalda y así poder trabajar mejor al día siguiente, entonces tal vez haya algo equivocado en nuestros motivos. Las personas que orientan su vida al trabajo se arrepienten, principalmente si el motor fue el cáncer de la humanidad: el miedo. Miedo de no tener dinero, miedo de no tener para los estudios de nuestros hijos, miedo de no tener dónde vivir. Esas personas se amparan en la vieja justificación: "Tengo que trabajar". Y siguen adelante, creyendo que están ayudando a alguien que no pidió esa ayuda. Y entonces, ¿qué van a hacer cuando surja el muro ante ellas?

Imagino que en mi muro habrá un espejo que me obligará a mirarme a los ojos y me preguntará: "Y entonces, ¿cómo fue que llegaste aquí?". Tendré que explicarme el camino a mí misma. No necesitaré explicárselo a mi hijo, a mis padres, a mis amigos. No necesitaré explicárselo a mi jefe o a los colegas que quisieron jalarme el tapete. Al final, seré yo conmigo misma, sin intermediarios. Tengo que comprender mi muerte porque ella es mía. El muro que es mi muerte no es el de mi hijo, no es el de mi marido, no es el de mi padre, mi madre, mi jefe. El camino es mío.

La cuestión del trabajo pide el mismo raciocinio. Pensar en eso puede cambiar nuestra vida antes de que enfermemos, antes de que nos encontremos realmente con la muerte. No necesitamos mucho tiempo para cambiar la vida. La cuestión del trabajo también afecta, claro, el dinero. Todo lo que recibimos por nuestro trabajo tiene la misma energía que depositamos en él.

Hace algunos años, una amiga enfermera fue promovida a un cargo de jefatura en un gran hospital. Lo único que le pude decir fue: "Pon atención a lo que vas a hacer con esa vida que está llegando". Sabiendo que ella era buena y de corazón puro, lo sentía por ella —al final, sabía que la vida que le esperaba estaría más llena de tristezas y problemas, a pesar de su cuenta bancaria rellenada. Tal vez ella tuviera que gastar su nuevo salario en terapia, en medicamentos y, pensando más seriamente, en la quimioterapia que tuvo que hacer dos años después. La energía que viene de un trabajo no trae sentido a nuestra vida y es también una mala energía. Con el dinero compraremos comida que se va a estropear más rápido, tendremos un auto que se descompondrá a todas horas, entraremos a un gimnasio al que no tendremos tiempo de ir. Compraremos ropa que no usaremos, cursos que olvidaremos. Cuando observamos nuestra vida y nos damos cuenta de que vivimos comprando bienes que no cumplen su función de hacernos vivir mejor, puede ser que haya algo equivocado en el origen del dinero. Si ganamos una fortuna, compramos un carro y llegamos a casa con cara de zombi, hay algo que no está bien.

AFINIDADES ELECTIVAS

¿Quién es un amigo? Un "otro yo"

ZENÓN DE ELEA

El cuarto arrepentimiento descrito por Bronnie Ware habla sobre pasar más tiempo con los amigos.

Nació Facebook y, con él, la sensación de que estamos con nuestros amigos.

Soy una de esas personas que tienen la sensación de estar cerca de los amigos ante el muro de Facebook. Hago un buen uso de esa herramienta y aprovecho mucho cualquier momento que puedo compartir con personas tan queridas, pero distantes. Hay gente que amo demasiado, pero la vida que llevo en este periodo no me permite estar físicamente cerca. Acompaño las fotos de sus hijos creciendo, los momentos importantes, los gustos compartidos de música y poesía y, de alguna forma, me siento parte de ese universo paralelo. En algún nivel, me encuentro *de facto* con esas personas.

Aun así, pienso que estar con los amigos es vital. Con ellos construimos relaciones más honestas y transparentes, algo que no siempre es posible vivir con la familia. Es con los amigos con quienes tenemos la oportunidad de decir "No me gustó lo que hiciste" y quedar bien, porque ellos soportan la crítica. Cuando estamos con los amigos, queremos que se respeten nuestras opciones y sentimientos, y así es. Las personas de nuestra familia no siempre son las más agradables del mundo con quien ansiamos convivir. Contamos con los dedos a aquellos que gustan de pasar la Navidad entre parientes. Mucha gente lo hace por obligación, sin placer, sin alegría.

Desgraciadamente, tenemos más tiempo libre cuando enfermamos. Desearemos la compañía de los amigos, de quienes nos reconocen a pesar de la enfermedad, a pesar del sufrimiento. Queremos reconocernos en sus ojos, porque en esa mirada reencontramos nuestra historia, nuestra importancia en el mundo. Estar con amigos muchas veces hace que experimentemos el estado de presencia de una manera alegre y agradable. En la proximidad de la muerte, el arrepentimiento por no haberles dedicado más tiempo pega fuerte.

Arrepentidos, pensamos que tuvimos tiempo libre toda la vida, pero en realidad no lo tuvimos.

Algunos arrepentimientos son puro desperdicio de tiempo al final de la vida; no tiene ningún sentido que sean causa de sufrimiento. Muchas veces, escogemos un camino que no sabíamos que sería malo. Ahora lo sabemos y nos arrepentimos. Es como jugar a la Mega-Sena, la lotería en Brasil, y decir: "Jugué al 44 y salió 45. ¡¿En qué estaba pensando para no haber jugado al 45?!". ¡La verdad simple es que no jugamos al 45 porque pensamos que saldría el 44! No es justo que nos condenemos por acciones pasadas basándonos en el conocimiento que tenemos ahora. Cuando comienza el drama de "debería" o "hubiera podido" es la hora de tomar el espejo y decir: "No te hagas esa porquería a ti mismo". Tomamos una decisión lúcida con base en los elementos que teníamos a nuestra disposición. Tal vez podríamos decir: "Si hubiera sabido que saldría mal, hubiera hecho algo diferente". Pero no lo sabíamos, no había manera de saber.

Estar realmente presente en cada decisión de nuestra vida, en pensamientos, sentimientos, voz y actitud, puede evitar algunos de esos arrepentimientos, pero en esa ocasión, tomamos la decisión que creímos que era la mejor *en ese momento*.

HACERSE FELIZ

Nadie puede hacernos infelices, sólo nosotros mismos.

San Juan Crisóstomo

El último arrepentimiento, que a mi entender sintetiza a todos los demás, es: "Yo debería haber hecho de mí mismo una persona más feliz". Cuando hablamos del estado de felicidad, muchas personas piensan que sólo se trata de alegría y placer. Pero el estado pleno de felicidad muchas veces se alcanza después de superar un momento muy difícil de la vida; momentos importantes y tensos por los cuales pasamos con sangre, sudor y lágrimas, pero de los cuales salimos enteros. Cubiertos de cicatrices, pero sobrevivientes. Mejores, más fuertes que antes. Eso nos trae un estado de felicidad plena.

Hacer de uno mismo una persona más feliz tiene relación con ayudar a quien está muriendo. Es mirar a esa persona de manera íntegra y percibirse como igual, pues también estamos muriendo. Cuando ayudamos a una persona, estamos presentes a su lado, no dentro de ella. Cuando sólo conseguimos estar en nuestro sufrimiento, usamos a esa persona para realizarnos. Es cruel lo que estoy diciendo, pero es muy verdadero. Ponte atento si cuidas de alguien para *ser* alguien, usando a esa persona para dar sentido a tu elección, seas asistente social, enfermera, médico, hijo, esposo. Necesitamos de la compasión para permanecer en el espacio sagrado de la relación, del encuentro.

¿Y cómo se hace para no arrepentirse después? Todos conocen el camino del arrepentimiento, ¿pero cómo se hace para no arrepentirse? Creo que no existe una fórmula ni una guía paso a paso, pero un libro me transformó a ese respecto: *Los cuatro acuerdos*, del escritor mexicano Don Miguel Ruiz.

El primer acuerdo, sugiere él, es ser impecable en el uso de la palabra. La palabra tiene un poder de transformación y de destrucción mucho más grande que cualquier tratamiento médico. Mucho más grande que cualquier cirugía o remedio. Y tiene mucho más poder cuando obtiene voz. Cuando ponemos nuestra voz en algo que creemos, la palabra pasa a tener algo de nosotros mismos. No me refiero sólo a las buenas palabras. A veces es necesario decir: "¡Eso que hiciste no está bien!". Pero, dependiendo de cómo lo decimos, quien escuchó la crítica podrá estar de acuerdo con ella o irritarse profundamente. Si no es posible encontrar la palabra impecable, guarda silencio. El silencio tiene tanto poder como la palabra. Cuando estoy muy irritada, prefiero quedarme quieta. Y si alguien pregunta. "¿Tú no vas a decir nada?", respondo, atenta: "No tengo nada bueno que decir en este momento". Puedo garantizar que no hay forma de vencer un silencio de ese tamaño. Es un silencio lleno de palabras que no deben ser dichas, que nadie quiere decir. Es el extintor de incendios más apropiado para ese tipo de fuego. Para apagar un fuego en el bosque necesito agua; el fuego de electricidad pide espuma y el fuego de las palabras exige silencio.

Segundo acuerdo: no saques conclusiones precipitadas. Te encuentro en la calle y no te saludo. Tú puedes pensar: "¿Habré dicho algo que no debía en nuestro último encuentro?". Las peleas más grandes comienzan con las palabras: "Yo creí que tú… yo pensé que tú…". Esa red de conclusiones excluye al resto de los personajes de la historia, al mismo tiempo que nos envuelve y nos sofoca. Las personas que nos rodean se vuelven simples personajes de locas historias que construimos en nuestra mente, tantas veces perversa. El camino más sencillo sería decir: "Ana, ¿por qué no me saludaste ayer?". Y yo puedo dar una respuesta impensable para una mente perversa: "Mira, discúlpame, estaba tan distraída, tan atrasada… ¡No te vi!". Todo puede ser más simple de lo que imaginamos.

El tercer acuerdo es: "No te tomes nada en forma personal". Eso es muy difícil. Una persona con baja autoestima cree que todos piensan que es pésima. Los otros simplemente están viviendo sus propias vidas, pero ella imagina que sólo se ocupan de pensar que ella no es importante. La baja autoestima es una manera retorcida de ser egocéntrico. No somos tan especiales, al punto de que todos piensen que no somos lo bastante buenos. El mundo no gira alrededor de nuestro ombligo, o a pesar de él. Lo contrario también es verdad: recibir elogios no debe tomarse de forma personal. Si alguien nos encuentra importantes e interesantes, eso no necesariamente tiene que ver con nosotros. Tiene que ver con esa llave que tenemos y que abre la puerta de bienestar de la persona que elogia. De nuevo, así de simple. Sacar conclusiones y tomar cualquier cosa, buena o mala, de manera personal hace que muchas veces tomemos decisiones equivocadas, que nos conducirán al arrepentimiento.

"Hacer tu mejor esfuerzo" es el cuarto compromiso. A veces, nuestro mejor esfuerzo es estar de mal humor, no salir de casa o quedarnos enojados. Con mis hijos, con mis amigos, con mi amor, si tengo un día difícil llego a casa y aviso: hoy no estoy bien. Misteriosamente, los platos aparecen lavados, mi café está listo, aparece un té, alguien pone mi música favorita. Obtengo sonrisas y caricias. Es mágico percibir cómo estamos y avisar al otro.

Hace algunos años coordiné un equipo de asistencia a domicilio. Propuse una rutina diferente: cuando las personas llegaban al trabajo, tenían que escoger una señal que mostrara cómo se sentían ese día. Esa señal se ponía en el gafete o en el mural de avisos internos que tenía el nombre de todos los empleados. Era un código de colores: verde, amarillo y rojo. El verde era para cuando todo estaba bien, el amarillo era para el estado de "más o menos" y el rojo era para el día en que "no está el horno para bollos". Soy de un buen humor insoportable, pero también tengo mis días difíciles. Cuando escogía el rojo, sabía que ese sencillo gesto podía hacer que mi día transcurriera de manera diferente. Alguien pasaba por mi escritorio, sonreía tímidamente y podía decir: "Quería hablar de una cosa contigo hoy, pero quizá mañana sea mejor". Aparecían recaditos cariñosos, un café, un té. Medias sonrisas, saludos a distancia. Era mágico. Y podíamos cambiar las señales a lo largo del día. No era necesario condenar a un mal desenlace a un día que había comenzado mal. Era muy raro que alguien pasara todo el día con la carita roja. Cuando yo escogía la señal, asumía que el motivo era mío. Hacer tu mejor esfuerzo es prestar atención a cuán bien estamos para así hacer lo mejor. Cuando estamos muy mal, mejor no hacer nada, callarse o avisar que no estamos bien.

Entender que todo lo que hicimos, correcto o equivocado, fue intentar acertar, es algo que mejora nuestra vida —y su final—. Estábamos dando nuestro mejor esfuerzo. Hoy podemos pensar que podríamos haber hecho algo diferente, haber seguido por otro camino, pero en ese momento, hicimos nuestro mejor esfuerzo.

Tal vez la forma más fácil de vivir bien sería incorporar a nuestro día estos cinco matices de la existencia: demostrar afecto, permitirse estar con los amigos, hacerse feliz, tomar las propias decisiones, trabajar en algo que tenga sentido en tu tiempo de vida, y no sólo en el tiempo de trabajar. Sin arrepentimientos.

¡Ya puedo partir! ¡Que mis hermanos se
despidan de mí!
Saludos a todos ustedes; comienzo mi partida.
Devuelvo aquí las llaves de la puerta y suelto
mis derechos sobre la casa.
Palabras de bondad es lo que les pido, por último.
Estuvimos juntos tanto tiempo, pero recibí más de
lo que pude dar. He aquí que el día clareó y la
lámpara que iluminaba mi oscuro rincón se apagó.
La orden llegó y estoy listo para mi viaje.

RABINDRANATH TAGORE

LAS MUERTES NUESTRAS
DE CADA DÍA

Todo debe estar siendo lo que es.

CLARICE LISPECTOR

Pasamos la vida intentando aprender a ganar. Buscamos cursos, libros, miles de técnicas sobre cómo conquistar bienes, personas, beneficios, ventajas. Existen muchas lecciones sobre el arte de ganar, ¿pero sobre el arte de perder? Nadie quiere hablar al respecto, pero la verdad es que pasamos mucho tiempo de nuestra vida en gran sufrimiento cuando perdemos bienes, personas, realidades, sueños. Tenemos mil razones para soñar, pero cuando perdemos nuestros sueños no deberíamos perder la razón.

Vivimos buscando discursos que nos muestren cómo ganar: cómo conquistar al amor de nuestra vida, el trabajo de nuestra vida. Pero creo que nadie se inscribiría en un curso que se llamara "Cómo perder bien" o "Cómo perder mejor en la vida".

Y sin embargo, saber perder es el arte de quien logró vivir plenamente y que un día ganó.

Cada pérdida existencial, cada muerte simbólica, sea de una relación, de un trabajo, de una realidad que conocemos, busca cuando menos tres patrones de sentido. El primero habla del perdón, a sí mismo y al otro. El segundo es saber que lo bueno que fue vivido en esa realidad no será olvidado. El tercero es la certeza de que hicimos la diferencia en ese tiempo que termina para nuestra historia, dejando un legado, una marca que transformó a aquella persona o a aquella realidad que ahora quedará fuera de nuestra vida.

Aceptar la pérdida tiene una función vital en nuestra vida que continúa.

Sin la certeza del fin, sin la certeza de que algo acabó, es difícil partir hacia otro proyecto, a otra relación, a otro empleo. Nos quedamos presos en un limbo de "debería" o de "hubiera podido". Nos quedamos encasillados en el "¿Y si...?". Es como si detuviéramos nuestra vida entre la espiración y la inspiración: el aire ya salió de nuestros pulmones, pero todavía no dejamos entrar aire nuevo por aferrarnos al último suspiro.

Ese "intervalo" es el que más tememos en la vida y del que más huimos. Cuando terminamos una relación, pero no aceptamos que acabó, nos quedamos en el intervalo. Nos volvemos zombis afectivos. Las relaciones mueren, pero intentamos mantenerlas vivas. Muchas relaciones se pudren dentro de nosotros y contaminan a todas las demás. Entendemos que es mucho más difícil vivenciar la pérdida que asistir a su velorio, pero superar la pérdida es mucho más fácil que quedarse en el aire irrespirable de la putrefacción afectiva.

Esas pérdidas simbólicas pueden ser muertes más difíciles de lidiar que la muerte real. En la muerte real no hay discusión. Pero la muerte simbólica, o la muerte de una relación, de un trabajo, de una carrera, a veces deja la impresión de que no fue realmente una muerte: hay algo vivo, todavía. Y alucinamos creyendo que algo podrá resucitar esa relación, esa carrera, esa realidad. Ese momento de certificar que la muerte está ocurriendo es también un muro, el muro de esa relación, de ese trabajo, de ese momento, de aquella etapa de la vida. Llegamos al muro y no hay modo de retroceder o de darse la vuelta; es preciso mirar y reconocer que existe esa muerte, ese final.

Sólo conseguiremos pasar a la siguiente etapa si tenemos una de estas tres confirmaciones: que perdonamos, que dejamos nuestra marca o que llevamos la historia con nosotros, sacando de ella las enseñanzas positivas. Me doy cuenta de eso en la conducción de los procesos de duelo que no están relacionados con la muerte en sí. Primero nos preguntamos si hay algo de qué arrepentirnos, algo que contribuyó a esa muerte. Haber dicho lo que no debías o dejado de decir lo que debías. Si la respuesta es sí, nos sentimos responsables por la construcción de esa muerte. Entonces existe un arrepentimiento.

El segundo punto es si no seremos olvidados. Eso pasa especialmente con las exesposas y los exmaridos. Algunos hacen todo para volverse eternamente presentes; no quieren ser olvidados en forma alguna. Pero sólo dejan marcas profundas de odio y venganza. Sería liberador si se hicieran recordar no por el mal, sino por el bien que causaron.

El tercer punto puede ser una experiencia de inmortalidad. Seguimos adelante, pero dejamos algo de nuestra esencia, de nuestra historia, en ese tiempo, en ese ambiente, en esa persona que sale de nuestra vida.

Hablemos sobre el fin de una relación de trabajo. La muerte puede ser buena dependiendo de quién decidió sobre ella. Cuando presentamos nuestra renuncia, el fin es más tranquilo. Encaramos el muro, entendemos que esa etapa se cerró y buscamos otros horizontes: un año sabático, una nueva área de actuación, un nuevo puesto que traiga más dinero o más poder. Ese trabajo va a morir con fecha y hora marcadas, todo está bajo control. Si somos despedidos, el dolor es mayor, la cuestión es cómo vivenciar aquello que fue terminado en contra de nuestro deseo.

El dolor mayor sobreviene cuando volvemos la atención a nuestro ombligo y nos damos cuenta de que el mundo no está girando en torno a él. La mejor manera de continuar vivos a pesar de esas muertes que van aconteciendo a lo largo de la vida, es estar presente en ellas. Si vivimos plenamente el amor, entonces él ya se puede ir. Si vivimos todo lo que esa relación podía dar, entonces estamos libres. Nada nos ata, no hay pendientes. Es la entrega total a la experiencia lo que permite el desapego. Entramos en esa relación, en ese trabajo, en esa realidad con lo mejor de nosotros; nos transformamos, nos entregamos a ese encuentro, y un día terminó. Seguimos nuestro camino llevando lo que aprendimos, y eso hará que podamos entrar en otra relación, en otro empleo, en otra carrera, en otro sueño de vida.

La búsqueda del control de la situación impide la experiencia de la entrega. Cuando eso no pasa, no podemos transformarnos y nos quedamos en ese nudo de tiempo no vivido, en ese punto muerto del encuentro que debería haber sido para siempre. Y el encuentro que debería haber sido para siempre en realidad nunca ocurrió. El trabajo que debería haber sido para siempre nunca hizo a nadie feliz en el presente. La carrera que debería haber sido para siempre nunca tuvo el potencial para dejar un legado. Todo lo que deseamos que sea para siempre corre el riesgo de no hacernos felices hoy sólo porque creemos que nos hará felices en el futuro. Estamos siempre construyendo, siempre en reformas, pensando en el futuro. Si la empresa es nuestra, todo será diferente. Nos enamoramos de una persona que no nos hace bien ahora, pero cuando nos casemos será diferente. Cuando tengamos un hijo será diferente. Vivimos pensando que lo diferente no va a suceder ahora y entonces, cuando sobreviene la muerte, mueren el presente *y el futuro*.

La muerte de un pasado está en el arrepentimiento de haber desperdiciado tiempo de vida en malas elecciones. Lograremos lidiar bien con la muerte en el día a día si dejamos de vivir felices solamente en el futuro. Si me despidieran hoy, ¿lo que viví en mi trabajo no valió la pena? Si miro hacia atrás y digo: "¡Válgame, qué horror! ¡Lo que yo sufrí! Matrimonio, trabajo... ¡Fueron años de mi vida que le di a eso! ¡Y no me lo reconocieron! ¡Mira lo que hicieron conmigo! ¡Yo no debía, yo no debía, yo no debía!", estoy matando mi tiempo de vida. Destruyo años de mi vida. La última impresión es la que permanece, no la primera. Conocemos a la persona más increíble de nuestra vida, nos casamos con ella, pero después ella nos decepciona mucho. Entonces la persona se vuelve irreconocible para nosotros, un monstruo. La impresión que permanece es solamente la última.

¿Qué ocurrió en el intervalo entre ser increíble y convertirse en un monstruo? ¿Será que todo no pasó de ser un engaño al que fuimos conducidos por nuestras conclusiones y nuestra incapacidad de apartar el lado personal? ¿Habremos sido impecables con nuestra palabra o habremos usado palabras capaces de transformar en diablo a cualquier ángel? ¿Será que dimos lo mejor y supimos aceptar lo mejor del otro, aun si no llenaba nuestras expectativas? ¿Cómo nos transformó ese encuentro? ¿Quiénes somos después de esa experiencia? Ese es el legado del que hablo. Si terminamos una relación tirando por la borda todo el tiempo que pasamos con esa persona, elegimos destruir parte de nuestra vida. Ese es el gran dilema de todos los que vivimos pérdidas simbólicas.

La expectativa de la pérdida, aunque esta no llegue a ocurrir, o la experiencia de la pérdida, sólo se volverá menos dolorosa si a lo largo de ella nos entregamos, nos transformamos y, si es posible, si tenemos la oportunidad de transformar al otro. Por eso es preciso pensarlo muy bien antes de comenzar relaciones y volverlas definitivas. Principalmente porque nada es definitivo, salvo la experiencia ya vivida. Ninguna relación, ningún empleo, ninguna decisión, nada es definitivo. Todo terminará. Si termina bien o mal, dependerá de cómo vivimos cada uno de esos procesos. Si termina mal, cuesta más trabajo volver a empezar.

El primer paso para aprender a perder es aceptar que perdemos. Si se acabó, se acabó. No existe una prórroga eterna. La honestidad de encarar el final es algo que perfeccionamos a lo largo de la vida; nos preparamos para aprender a ver la verdad. No me refiero a aprender a ver un nuevo comienzo, sino a ver la verdad de una manera amorosa, sin rabia. Y, para ser amorosos con alguien que nos traicionó, con un jefe que nos humilló, con un empleo que hace que las personas vivan mal, es preciso primero tener compasión por nosotros mismos. Entender que, si tomamos esa actitud, si tomamos esa decisión, si elegimos estar al lado de esa persona tóxica, fue porque, en ese momento, era lo que podíamos ver.

Entonces, antes de odiar a la persona que nos hizo mal, tengamos compasión de nosotros mismos por haber vivido esa historia; de alguna forma, ella puede transformarnos en alguien mejor, no en alguien más amargo, más infeliz, más invalidado para otras relaciones o para otro trabajo. No busquemos la invalidez emocional.

Cuando hablo de muerte real no aceptada, el duelo se complica. Pero cuando se trata de pequeñas muertes no aceptadas, el resultado es la invalidez. Nos volvemos inválidos para las nuevas relaciones, para nuevos trabajos, para nuevos proyectos porque nos destruimos junto con el desenlace de la historia anterior. Escogemos ser víctimas. No deberíamos.

Cuando nos convertimos en víctimas en ese proceso del fin, cuando tomamos decisiones basadas en motivos equivocados, un final doloroso está prácticamente asegurado. Si elegimos determinados caminos para agradar al otro, si hacemos algo sólo por sentirnos amados y aceptados, entramos entonces en una guerra cuando se aproxima el final. Existe una guerra por el poder que se libra para ser reconocidos en nuestro "sacrificio". Muchas veces estamos en una indiferencia afectiva o en una indiferencia laboral porque creímos cuando nos dijeron "Sin ti, este proyecto no daría resultado", o "Te necesito para vivir", o "Eres súper importante". Nuestro ego se fue a las alturas, comenzando probablemente una historia de profundo fracaso que, al dar vuelta a la esquina, nos empujará al abismo.

Sabemos que estamos ante el abismo y aun así decidimos dar un paso al frente. ¿Cuántas veces no hicimos eso en la vida? Estamos viendo que el barco se va a hundir, queremos salir, pero ahí viene esa falsa fuerza… "No, ahora yo soy el capitán", nos decimos a nosotros mismos. "Ahora va a salir bien, ahora soy yo quien está al mando"; "Esa relación depende de mí para funcionar"; "Esta familia depende de mí y yo voy a hacerla funcionar". Sólo que transformamos a las personas en simples personajes de nuestra historia. Personajes que ponemos ahí esperando que se comporten de la forma que planeamos. "Tú no estás bien aquí, así que te voy a transferir para allá", decimos mentalmente. Muchas veces los fracasos, sobre todo los afectivos, van por esa línea. Construimos un espacio para que la persona haga algo que nos lastimará. Muchas veces repetimos el mismo patrón para validar la idea de que, creemos, va a funcionar. Entonces, volvemos al fondo del pozo, porque ese puede ser el lugar más conocido y seguro para vivir.

El gran desafío es vivir algo que da resultado. La posición de víctima es siempre muy peligrosa, porque no nos ofrece la posibilidad de superar el dolor.

La cuestión no es asumir nuestra culpa por el mal que nos hicieron. La cuestión es: "Fui maltratada, fui humillada. ¿Qué voy a hacer YO con eso?". Al final, el proceso ya sucedió. La venganza y el resentimiento no curan. Nada de lo que pase cambiará nuestra experiencia. La elección de qué hacer con esa experiencia es el gran poder. Ese es nuestro verdadero control.

El libre albedrío no tiene que ver con lo que elegimos para la vida. Nadie eligió conscientemente tener cáncer o demencia; nadie eligió conscientemente morir en un accidente automovilístico. Existe la creencia de que escogemos la vida que tenemos, así como nuestro padre, nuestra madre, nuestras historias. Pero lo que de hecho tenemos a nuestro alcance es la forma de vivir esas experiencias. Si muere alguien a quien amamos, esa persona no va a revivir porque practiquemos el zen o porque nos rebelemos. La experiencia sucede y punto. La persona sigue siendo parte de nuestra vida a causa de todo lo que vivimos con ella. Ella es ya parte de nuestra vida, y siempre lo será.

De una forma u otra, tendremos que atravesar el espacio de transición, de intervalo. Quienes no se entregan a ese proceso de pérdida no se renuevan para dar el siguiente paso. Es como si quedaran presos en el canal de parto. Salieron de un lugar, pero se rehúsan a llegar a otro. Se estacionan en la pérdida.

Tal vez las pequeñas muertes sean las más dramáticas, porque seguimos plenamente conscientes de lo que está ocurriendo después de que suceden. Entregarse a ese dolor es la mejor forma de dejarlo ir. ¿Una relación terminó? Vive el duelo de la relación. ¿Te despidieron? Vive el duelo de esa pérdida. Vive, experimenta ese dolor, no huyas, no minimices cobardemente lo que fue vivido. Si fue una experiencia de veinticinco años de matrimonio, treinta años de relación, treinta años de empleo, no podemos simplemente asesinar todo ese tiempo. Cuando entramos en una nueva historia, la mejor forma de vivirla es pensar que va a terminar. Es preciso vivirla intensamente para que, en la hora H, podamos decir: "¡Valió mucho la pena! Dejé un legado, me transformé… no seré olvidado, entré para ganar, entré en ese empleo para dar lo mejor de mí, entré en esa relación para dar lo mejor de mí".

Lo que tiene que venir con nosotros de las historias pasadas es la transformación que nos proporcionaron. No llevemos la historia, sino el producto de la historia… Y la historia sólo tendrá un producto si hubo un encuentro, si realmente nos sumergimos en ella por completo.

Es mucho más fácil elaborar el duelo de un gran amor que el de una relación de guerra. Los duelos más complicados vienen de las relaciones ambiguas, donde había amor y odio; quedan muchas aristas. Cuando existe el amor, la muerte viene, pero no mata al amor. El amor no muere. Pero cuando se trata de una historia de trabajo trágica, en que le jalamos el tapete a mucha gente, en que pasamos noches y noches en vela a causa de un proyecto que nos gustaba, el duelo es mucho más caro, porque dejaste ahí cosas muy valiosas: tu carácter, tu nombre, tu sensibilidad, tu calidad de vida… Cuando nos despiden, pensamos: "Pagué un precio muy alto por todos esos años". Ahora, cuando perdemos un trabajo que adorábamos, que nos transformó, donde crecimos, donde alimentamos sueños… claro que duele, pero sabemos: "¡Valió la pena por todo lo que aprendí!". Es algo que nos proyecta hacia un mundo verdadero y mucho más intenso que aquel en el que estábamos viviendo.

El proceso más amoroso de recuperación es aquel que habla sobre nosotros mismos. Todo lo que es posible hacer es amorosidad pura cuando estamos dispuestos a renacer.

PODEMOS ELEGIR CÓMO MORIR: CONSIDERACIONES SOBRE EL TESTAMENTO VITAL

"¿Cuál es la cosa más asombrosa del mundo, Yudhisthira?". Y Yudhisthira respondió: "La cosa más asombrosa del mundo es que las personas pueden estar muriendo a nuestro alrededor y no nos damos cuenta de que eso puede sucedernos a nosotros".

MAHABHARATA

La conversación sobre la muerte entre un médico y su paciente nunca será un momento fácil. No es raro que esa conversación ni siquiera suceda, aunque el paciente tenga una enfermedad muy grave. Al trabajar con cuidados paliativos hace muchos años, acabé desarrollando mis técnicas para abordar el tema con mis pacientes y sus familias. Es más: decidí crear un documento para usarlo en mi día a día. Yo y un buen amigo abogado, que estudia mucho sobre ortotanasia, redactamos un documento con directrices anticipadas o testamento vital. Cuando comencé a tener esas conversaciones en el consultorio, percibí que el tema era bienvenido si se abordaba correctamente a lo largo de dos o tres consultas.

La primera conversación es un momento solemne; no puede ser tratado como algo común y corriente. Cuando instituimos esa práctica en una gran institución para ancianos, propusimos cuatro nuevas preguntas en la entrevista inicial del residente. Esa entrevista inicial tenía diecinueve páginas. Sin embargo, era común ver que respondían todas las preguntas, excepto esas cuatro, que simplemente eran ignoradas. Los primeros en cuestionar tales preguntas fueron los propios geriatras: "¿Qué va a pensar el anciano si le preguntamos eso?". Entonces decidieron introducir las preguntas en medio de otras más sencillas, sobre la actualización de las vacunas y el historial de salud.

El resultado era más o menos así: "¿Tiene sus vacunas al día?, ¿lo han operado alguna vez?, ¿fuma?,

¿bebe?, ¿ya lo han internado? Si tuviera un paro cardiaco, ¿quiere ser reanimado?".

Era hasta gracioso, pues era como si habláramos sobre un elefante blanco en medio de la sala fingiendo que era una mosca en la ventana. Claro que no pasó mucho tiempo antes de que eso se resolviera, y aun así, las preguntas simplemente quedaban sin respuesta. Hasta que el gerente de la institución decidió hacer una conferencia abierta para los residentes y sus familias. El tema era "La finitud humana". Fue mi primera conferencia para legos. Confieso que fue uno de los momentos más increíbles de mi historia; ser felicitada por decenas de ancianos agradeciendo mi coraje de hablar tan claramente sobre algo que tanto necesitaban oír. De ahí en adelante, las preguntas fueron hechas y respondidas.

Esa conversación con respecto a las instrucciones anticipadas, sobre lo que queremos o no para el final de nuestra vida, debería ocurrir primero entre nuestros familiares, a la hora de la cena o en la comida del domingo. Para nuestra seguridad y la de nuestros familiares más ancianos o enfermos, conviene que esa conversación ocurra en un momento en que no exista actividad en proceso de enfermedad. Debe

suceder en la convivencia, casi en un contexto filo-
sófico; una "conversación trascendente", como se
decía antiguamente.

Muchas veces, el médico que trabaja con cuidados paliativos no es quien tendrá la oportunidad de
hablar de eso por primera vez. Ese abordaje inicial
debería ser hecho por un clínico, por el geriatra o
por cualquier otro médico que esté listo para hacer
el diagnóstico de una enfermedad grave e incurable.
Pero los médicos no reciben ningún entrenamiento
en la facultad para hablar sobre esos asuntos. Saben
hablar de enfermedades, pero no saben hablar con
los enfermos sobre lo que sufren. Sólo se aprende a
hablar sobre la muerte y la finitud cuando se hace
la especialidad en cuidados paliativos. Eso significa
que 99% de los médicos no sabe hacer eso, porque
99% de los médicos no va a hacer un entrenamiento en cuidados paliativos. Y, aunque quisieran hacerlo, aún no hay vacantes suficientes en Brasil para
dar amparo y orientación a todo ese pueblo que no
tiene la mínima idea de lo que significa cuidar del
bien morir.

Pienso que si la sociedad se movilizara para dejar
en claro cuál es su voluntad —y me refiero incluso

a dejar ese punto *culturalmente* más en claro, más lúcido dentro de la vida de cada uno—, tal vez en el futuro sea más fácil ofrecer cuidados para preservar la dignidad de la vida de esa persona que está muriendo.

Quiero dejar aquí un panorama histórico sobre el momento en el que estamos en Brasil en lo que respecta a los cuidados paliativos. Nuestro país es uno de los que ofrecen más respaldo legal y ético para hacer la buena práctica de cuidados paliativos en el planeta. Tenemos el único código de ética médica en donde "Cuidados Paliativos" está escrito con todas sus letras. Tenemos una Constitución Federal que favorece esa práctica. Tenemos derecho a la Dignidad de la Vida. Ya he tenido esa delicada conversación con mis pacientes en cuidados paliativos y sus familiares, que están informados de la voluntad de su ser querido. Describo toda la conversación en el expediente, ofrezco el documento para lectura y dejo a su voluntad el que firmen conmigo. En la receta médica dejo en claro para el equipo de asistencia y para los otros colegas médicos: "El paciente tiene permiso para tener una muerte natural".

Cuando escribo en el expediente del paciente que estoy haciendo todo eso para la dignidad de la vida, estoy practicando la Constitución brasileña. ¿Me pueden procesar? Todos podemos ser procesados. Pero la probabilidad de ser condenada es extremadamente pequeña, pues la base de toda conducta médica es la comunicación. Respetaré la autonomía de mi paciente, lo cuidaré con gran responsabilidad para minimizar su sufrimiento. Dejo en claro que no practico la eutanasia. La muerte llegará, será aceptada, pero no anticipada.

Nuestro código civil dice que nadie puede ser sometido a tortura. Mantener al paciente en la UTI sin posibilidad alguna de salir vivo de ahí es tortura. Someterlo a un tratamiento inútil y doloroso es tortura.

También es común que quien practica los cuidados paliativos tenga miedo de ser procesado por homicidio. Entiendo "homicidio" como una situación en la que, si el crimen no hubiera ocurrido, la persona estaría viva. No es el caso del paciente con una enfermedad terminal grave y fatal. Es la enfermedad lo que va a matarlo, no los cuidados para minimizar su sufrimiento. Todavía no tenemos leyes que obliguen a alguien a estar eternamente vivo. Las enfermedades matan y no serán procesadas por eso.

Cuando ofrecemos cuidados paliativos de verdad, no estamos promoviendo la muerte del paciente. Es totalmente diferente de la eutanasia.

En la realidad cotidiana de los hospitales brasileños, todavía existe la mala práctica de esa asistencia. Cuando los médicos no saben cómo cuidar, acaban indicando la sedación paliativa a casi todos los pacientes que sufren a causa de una enfermedad terminal. Una gran lucha de los profesionales de cuidados paliativos es indicar la sedación paliativa exclusivamente en condiciones en las cuales el sufrimiento sea refractario al tratamiento recomendado. Lo que ocurre hoy es que se indica la sedación paliativa para el sufrimiento refractario al conocimiento del médico que está cuidando del paciente. El médico no sabe cuidar, no sabe medicar el dolor, la falta de aire. No sabe trabajar en equipo para que el sufrimiento existencial y espiritual del paciente sea adecuadamente evaluado y aliviado. Como consecuencia de esa falta de conocimiento y habilidades, el médico indica la sedación porque de otra forma no lograría conducir el proceso de muerte de su paciente.

Existe hoy un exceso de indicación de la sedación paliativa, pero siempre tardía. La persona sufre absurdamente durante mucho tiempo, y en la víspera de fallecer, recibe la sedación como si fuera un acto postrero de compasión.

La eutanasia y el suicidio asistido están prohibidos en Brasil. Muchas veces he sido invitada a mesas de discusión en congresos como una defensora de esas prácticas, pero eso es totalmente contrario a los cuidados paliativos. Personalmente, creo que son prácticas extremadamente elaboradas y complejas, imposibles de ser ejecutadas en un país tan inmaduro hasta para hablar sobre la muerte. No las hago y no las defiendo, pues dentro de los cuidados paliativos no hay espacio para la eutanasia. Acompaño al paciente hasta que llega su muerte. Y la muerte llega en el momento apropiado. Yo no tengo derecho de anticipar y mucho menos de retrasar ese proceso. Hasta hoy, pocas personas me han pedido abreviar su sufrimiento. Y, en la mayoría de los casos, cuando el sufrimiento fue aliviado, no siguen pidiendo que abrevie la vida. Vivieron más, vivieron bien dentro de lo posible, vivieron y murieron con su sufrimiento cuidado, dignamente.

El documento del testamento vital que uso en el consultorio tiene cuatro partes importantes. En el encabezado, menciono todos los números de los párrafos de la Constitución, de las leyes y de las resoluciones del Consejo Federal de Medicina. Como ya comenté, Brasil es un país que favorece la buena práctica de la autonomía de voluntad, y dejo eso bien claro en ese documento. En la segunda parte, hablamos sobre la elección de los "procuradores de vida", personas que el paciente escoge como sus representantes de voluntad. No necesariamente tiene que ser un representante legal, pues aquí prevalece la decisión del paciente: él designa a las personas que lo conocen, que tengan intimidad con él al punto de saber cómo toma las decisiones y cuáles son sus prioridades.

La voluntad del paciente debe estar documentada en el expediente médico. Es preciso dejar en claro que no hay señales de depresión, que no existe ningún déficit cognitivo que afecte el proceso de decisión en esas directrices, tampoco presiones emocionales. Existen estudios en proceso en nuestro país con respecto de las directrices para los pacientes que cursan con demencia, pero todavía no tenemos datos suficientes para ponerlos en práctica. En esos casos prevalece el consenso de la familia en relación con los cuidados del fin de la vida. El mayor desafío de los geriatras es abordar el diagnóstico de demencia con sus pacientes en un momento en que ellos puedan comprender y tener un juicio crítico sobre sus decisiones futuras. Poco se habla en verdad con relación al diagnóstico de cáncer en los ancianos; es posible imaginar, entonces, el tamaño del silencio sobre el diagnóstico de demencia.

Otro aspecto fundamental a esclarecer: las directrices sólo son válidas para la situación en que la persona padece de alguna enfermedad manifiestamente incurable, que cause sufrimiento o la vuelva incapaz de llevar una vida racional y autónoma. Entonces ella puede hacer constar, con base en el principio de la dignidad de la persona humana y de la autonomía de la voluntad, que acepta la terminalidad de la vida y rechaza cualquier intervención extraordinaria e inútil. En otras palabras: cualquier acción médica que resulte en beneficios nulos en extremo pequeños, que no superan sus daños potenciales.

Mi recomendación principal ante la voluntad de hacer un documento como ese es que sea llenado con el médico del paciente. No hay forma de decidir sobre intervenciones médicas sin un profesional que explique detalladamente lo que significa cada uno de los términos utilizados. Hacer un documento de ese porte sin la orientación adecuada es como elegir un platillo de un menú escrito en chino. Sin traductor, tal vez pidas carne de perro creyendo que se trata de alcachofas.

En la última parte del documento, la persona debe describir cómo quiere ser cuidada, abordando aspectos cotidianos, como el baño, el cambio de pañal, el ambiente y, finalmente, las indicaciones para su funeral. Asuntos como la donación de órganos, el deseo de cremación o la no realización de un velorio también se describen en este punto.

La mejor manera de sentirnos seguros con respecto a los cuidados y límites de intervención al final de la vida es hablar sobre eso en algún momento durante nuestra vida en que tengamos salud. Cuando se está enfermo, esa conversación, aunque necesaria, se vuelve más delicada.

LA VIDA DESPUÉS DE LA MUERTE:
EL TIEMPO DEL DUELO

*De repente desapareciste de todas las vidas que
marcaste.*

Neil Peart

"Lo que viviste" no es tan importante como pensar en "cómo" viviste o "para qué" viviste. Uno de los aprendizajes más fuertes en mi trabajo cuidando de personas en su etapa terminal es justamente no responder a un "¿por qué?", sino a un "¿para qué?". El "por qué" evoca los motivos pasados, y el "para qué" nos proyecta al futuro. ¿Para qué vivimos eso? Pasar por una pérdida puede darnos la percepción del tamaño del amor que fuimos capaces de sentir por alguien, de cómo esa persona pudo haber sido generosa al esperar por nuestro tiempo de aceptar su muerte. En la experiencia de pérdida, es posible que finalmente entendamos quién es Dios para nosotros, lo que es sagrado para nosotros. Podemos, en fin, saber si entendíamos la espiritualidad como algo que estaba bajo nuestras órdenes o como algo a lo que nos entregamos con sumisión.

Las pérdidas que vivimos, especialmente la muerte de alguien muy amado, pueden tener un "para qué", pero tal vez pase un buen tiempo hasta que la respuesta llegue con claridad. Pero el "por qué" nunca tendrá una respuesta satisfactoria, aunque dediquemos toda la vida a buscarla. Cualquier respuesta que se dé a esa pregunta siempre será demasiado pequeña ante la grandeza de la experiencia del duelo. No voy a hacer aquí una nueva edición de todo lo que ya se ha escrito sobre el duelo. Intentaré presentar una nueva perspectiva sobre la experiencia humana tan compleja y absoluta que es perder a alguien muy importante.

Lo primero es decir que la persona que muere no lleva consigo la historia de vida que compartió con quienes convivieron con ella y para quienes se volvió importante a lo largo de su vida. No existe la posibilidad de que haya una muerte absoluta, de desintegración de todas las dimensiones de un ser humano cuya existencia tuvo algún sentido en la vida de otros seres humanos. Cuando ocurre la muerte, sólo es con respecto al cuerpo físico. Mi padre murió, pero sigue siendo mi padre. Todo lo que me enseñó, todo lo que me dijo, todo lo que vivimos juntos sigue vivo en mí. Las dos únicas verdades con las que debo aprender a lidiar a partir de su muerte son estas: primero, que se volvió invisible; segundo, que no tendremos un futuro compartido en nuestra relación. Habrá momentos en que pensaré en él, sentiré mucha nostalgia y reflexionaré sobre los consejos que me daría ante dilemas que todavía están por venir. Pero, dependiendo de cómo decida yo vivir mi duelo por su muerte, sabré encontrarlo de mí en esas experiencias que todavía me aguardan.

El proceso de duelo se inicia con la muerte de alguien que tiene una gran importancia en nuestra vida. El vínculo importante no siempre está hecho sólo de amor, y mientras más contaminado esté de sentimientos complejos como el miedo, el odio, el resentimiento o la culpa, más difícil será enfrentar el proceso. Cuando el vínculo roto estaba hecho de amor genuino, entonces sentiremos mucho dolor pero, al mismo tiempo, ese amor nos llevará por el camino más breve hacia el alivio. El dolor del duelo es proporcional a la intensidad del amor vivido en la relación que fue rota por la muerte, pero también es a través de ese amor que lograremos reconstruirnos. Cuando cuido de un familiar enlutado en gran sufrimiento, busco dejar en claro la importancia de la decisión de valorar el legado del ser querido. Si esa persona trajo amor, alegría, paz, crecimiento, fuerza y sentido de vida, entonces no es justo que todo eso sea enterrado junto con un cuerpo enfermo. Es a través de esa percepción del valor de la relación que el doliente va saliendo de su dolor.

Técnicamente hablando, el duelo es el proceso que sigue al rompimiento de un vínculo significativo. La experiencia de perder a alguien nos quita la percepción que cultivamos sobre la estabilidad, sobre la seguridad de nuestro mundo "percibido", sobre nuestra ilusión de control. Cuando perdemos definitivamente la conexión con alguien importante, alguien que representó en nuestra vida un parámetro de nosotros mismos, es como si nos priváramos de la capacidad de reconocernos a nosotros mismos.

A lo largo de la vida no recibimos ningún tipo de educación para ser quien somos. Cuando somos niños, expresamos la verdad sobre nosotros mismos y sobre lo que sentimos y pensamos, pero muchas veces nuestra familia, nuestra escuela y nuestra vida en sociedad hacen que tengamos vergüenza de nuestra identidad. Entonces necesitamos de la percepción de los demás para construir nuestra expresión en el mundo, adecuada a las expectativas de quienes nos rodean y a las que creamos dentro de nosotros mismos, o, por lo menos, intentamos ser la persona que el mundo a nuestro alrededor quisiera que fuéramos.

La mayor parte de nosotros es lo que los demás hacen de nosotros. Somos esculpidos con base en la percepción del otro. Lo que más hará falta en la muerte de alguien importante es la mirada de esa persona sobre nosotros, pues necesitamos del otro como referencia de quién somos. Si la persona que amo ya no existe, ¿cómo puedo ser quien soy? Si necesito del otro para pensar sobre el mundo y el otro ya no existe, ¿cómo será el mundo sin él?

Cuando muere una persona amada e importante, es como si nos llevaran a la entrada de una caverna. El día de la muerte, entramos a la caverna, y la salida no es por la misma abertura por la que entramos, pues no encontraremos la misma vida que teníamos antes. La vida que conoceremos a partir de la pérdida nunca será la misma que cuando la persona amada estaba viva. Para salir de esa caverna del duelo es necesario excavar nuestra propia salida. Por eso decimos que existe un trabajo, algo activo, construido en dirección a una nueva vida. Excavar la salida de la caverna del duelo exige acción, fuerza, esfuerzo. Y las personas enlutadas sienten un intenso cansancio, existencial y físico. No es posible convocar a alguien a que entre con nosotros en esa caverna para que excave la salida para nosotros. La reconstrucción de nuestra vida, esto es, el reencuentro con su sentido a partir de la pérdida de alguien muy importante, se da a lo largo del proceso de duelo.

Esencialmente, el duelo es un proceso de profunda transformación. Hay personas que pueden transformar nuestra temporada en la caverna en un periodo menos doloroso, pero no pueden hacer el trabajo por nosotros. La tarea más sensible del duelo es restablecer la conexión con la persona que murió por medio de la experiencia que compartimos con ella. La ira, el miedo, la culpa y otros sentimientos que contaminan el tiempo de tristeza acaban prolongando nuestra estancia en la caverna y pueden conducirnos a espacios muy sombríos dentro de nosotros mismos.

Durante la enfermedad de la persona querida, probamos una experiencia anticipada de duelo, en la cual es posible experimentar pensamientos sobre cómo será la vida sin esa persona. En ese tiempo de elaboración anticipada de la pérdida, las personas que rodean al paciente pueden tener maravillosas oportunidades de curar emociones corrosivas trabajando el perdón, la gratitud, la demostración de afecto, el cuidado. El Amor genuino, puro y pleno de Verdad entre dos seres deja ir, libera. Cualquier otro sentimiento debe morir con el cuerpo.

Todo lo que aprendimos con la persona que murió permanece dentro de nosotros. En el tiempo del duelo, si nos dedicamos a curar el dolor de la pérdida, lograremos evaluar con claridad todo lo que vivimos y todo lo que esa relación trajo de positivo a nuestra vida. Podremos oscilar entre dos extremos. Esa oscilación, conocida como proceso dual del duelo, fue descrita por Stroebe y Schut, autores reconocidos en el estudio de esa área. En el proceso dual del luto, hay momentos en que estamos totalmente sumergidos en el dolor, en el sufrimiento por la muerte de la persona que amamos. En el otro extremo, estamos inmersos en la realidad, en el día a día, lidiando con cuestiones de lo cotidiano que pueden o no estar relacionadas con la pérdida (donar las cosas de la persona, resolver problemas burocráticos como cerrar la cuenta de banco, el teléfono, el inventario, etcétera).

En el momento extremo del dolor, vienen la tristeza, el llanto, la desesperación, la rabia. Todos esos sentimientos deben ser aceptados y experimentados. Cuando me preguntan si pueden llorar, les digo: "Llora, pero llora mucho, mucho. Deja que el cuerpo entero llore, se estremezca. Grita, acuéstate en tu cama y patalea. Permítete a ti mismo abrirte a ese encuentro pleno con el dolor. Acepta esa condición". Y es mágico ver cómo el dolor pasa cuando aceptamos su presencia. Miremos de frente al dolor, pues él tiene nombre y apellido. Cuando reconocemos ese sufrimiento, casi siempre se encoge. Cuando lo negamos se apodera de toda nuestra vida.

No hay nada malo en estar triste, pues la tristeza es una experiencia necesaria para todo proceso saludable de duelo. A pesar de que vivimos bajo una falsa impresión de que tenemos la obligación de estar siempre sonriendo y felices, no está prohibido estar triste. Si las personas que nos rodean insisten demasiado en que lo superemos, entendamos que ellas sufren al vernos sufrir. Ya que no saben estar a nuestro lado en esa fase, y ya que no saben cómo reaccionarían si estuvieran en nuestro lugar, luchan con todos los argumentos para sacarnos de nuestro dolor.

La mayoría de las personas no sabe lidiar con la tristeza de quien está perdiendo a una persona importante, y mucho menos con el sufrimiento de quien acaba de perder a alguien. Quieren que el doliente vaya al médico y comience de inmediato a tomar antidepresivos. Quieren abreviar el tiempo del dolor. Pero el uso indebido de la medicación antidepresiva o de calmantes en el periodo de duelo puede llevar al doliente a una anestesia emocional de repercusiones devastadoras. Tales sustancias evitan el sentimiento del dolor, pero también vedan la capacidad de sentir alegría. La tristeza no es depresión. En ese tiempo de extremos, cuando la vida nos empuja al encuentro de la normalidad, de lo cotidiano, puede haber momentos de alegría y satisfacción. Un logro de otro familiar o de otra persona amada, y el enlutado vuelve a sonreír.

El problema de nuestra sociedad esquizoide es que la demasiada alegría en el tiempo de duelo tampoco es algo que "se vea bien", y es común que las personas que están de luto se sientan culpables por tener motivos y ganas de sonreír en medio de un proceso de duelo. Me preguntan si es normal reír a carcajadas. Y yo les digo: "Si es tiempo de llorar, puedes reír hasta llorar. ¡Hasta puedes morirte de risa! Está permitido estar triste hasta la última lágrima, dar carcajadas hasta estremecerte".

Hace mucho bien acordarnos de los momentos graciosos que vivimos con la persona que murió. Cuando recibo a alguien que está de luto, le pido que enumere todo lo bueno que la persona fallecida le enseñó. Después sugiero que me cuente algunos momentos muy graciosos que vivieron juntos. Con esas dos invitaciones, presencio un momento lindo frente a mí, cuando el doliente vuelve a encontrarse con su ser querido de una manera nueva en medio del dolor. Casi siempre habla sobre la pérdida, la enfermedad, el sufrimiento y la muerte. Pero cuando le provoco recuerdos de la vida en común, recuerdos buenos, intensos, transformadores, traigo de vuelta la esencia de esa relación.

Es en esa conversación que puedo mostrar al doliente que la vida que dejó la persona que murió está llena de significado; al final, el aprendizaje y la historia en común no mueren nunca. El doliente jamás será privado de los recuerdos ni de los sentimientos. El Amor no muere con el cuerpo físico. El Amor permanece siempre. Si perdiste o estás perdiendo a alguien a quien amas mucho, haz ese ejercicio. Enumera lo que aprendiste y, enseguida, recuerda días muy graciosos con esa persona. Medita sobre las grandes carcajadas que esos recuerdos desencadenaron. Las lágrimas que verterás en ese proceso aliviarán mucho tu dolor. Las lágrimas están hechas de agua salada, como el mar. Llorar esa emoción es como tomar un baño de mar, de adentro hacia afuera.

Todo puede morir, menos el Amor. Sólo el Amor merece la inmortalidad dentro de nosotros.

AGRADECIMIENTOS

La alegría de agradecer trae el recuerdo de tantos momentos increíbles e impensables por los que pasé y que compartí en esos años, que yo podría sólo sonreír ante esas escenas en mi mente. Pero hay una urgencia en agradecer otra vez a Rogério Zé, que me entrevistó para hacer el TEDxFMUSP y me hizo creer en que esa idea de hacer que las personas piensen en la muerte con más vida podría ser esparcida por el mundo. Agradezco a Gustavo Gitti, por la generosidad en permitir que las conversaciones sobre la muerte se transformaron en la dulce simiente de este libro. Agradezco la maravillosa invitación de Maria João para escribir este libro. A Fábio Robles, que cedió su tiempo y su espacio para que yo pudiera escribir con todo cariño y cuidado. Gratitud a la paciencia y al compromiso de Sibelle Pedral en los ajustes del texto, que nos dieron lindos momentos de pastel, café y mucha inspiración. A mis amigos, en especial a Sonia, que tan bien sabe celebrar mis alegrías y también bendecir mi fragilidad. A mis padres, que ahora viven en mí, les agradezco mi origen, mi fuerza y mi determinación. Y a mis hijos, Maria Paula y Henrique, les derramo mi gratitud por tanta presencia y tanto amor en mi vida.

La muerte es un día que vale la pena vivir de Ana Claudia Quintana Arantes
se terminó de imprimir en junio de 2021
en los talleres de
Litográfica Ingramex, S.A. de C.V.
Centeno 162-1, Col. Granjas Esmeralda, C.P. 09810
Ciudad de México.